HZ BOOKS

华章心理

打开心世界 · 遇见新自己

U0338485

# 谷物大脑
# 完整生活计划

［美］ 戴维·珀尔马特（David Perlmutter） 著
克里斯廷·洛伯格（Kristin Loberg）
闫佳 译　李奕博 审校

## The Grain Brain
## Whole Life Plan

Boost Brain Performance,
Lose Weight, and Achieve Optimal Health

机械工业出版社
China Machine Press

中国纺织出版社

## 图书在版编目（CIP）数据

谷物大脑完整生活计划／（美）戴维·珀尔马特（David Perlmutter），（美）克里斯廷·洛伯格（Kristin Loberg）著；闫佳译 . —北京：中国纺织出版社：机械工业出版社，2018.12（2021.1 重印）

书名原文：The Grain Brain Whole Life Plan: Boost Brain Performance, Lose Weight, and Achieve Optimal Health

ISBN 978-7-5180-5681-1

I. 谷… II.①戴… ②克… ③闫… III. 谷物 - 影响 - 大脑 IV. R322.81

中国版本图书馆 CIP 数据核字（2018）第 264311 号

本书版权登记号：图字 01-2018-3644

# 谷物大脑完整生活计划

出版发行：机械工业出版社（北京市西城区百万庄大街 22 号　邮政编码：100037）
　　　　　中国纺织出版社（北京市朝阳区百子湾东里 A407 号楼　邮政编码：100124）

责任编辑：朱婧琬　　　　　　　　　　　　责任校对：李秋荣

印　　刷：中国电影出版社印刷厂　　　　　版　　次：2021 年 1 月第 1 版第 9 次印刷

开　　本：170mm×242mm　1/16　　　　　印　　张：15.5

书　　号：ISBN 978-7-5180-5681-1　　　　定　　价：65.00 元

客服电话：（010）88361066　88379833　68326294　　　投稿热线：（010）88379007

华章网站：www.hzbook.com　　　　　　　读者信箱：hzjg@hzbook.com

# 你能碰到这本书，一定有原因

你的健康命运，全部由你做主。你想要什么：轻松减肥？免受神经障碍和其他慢性疾病的影响？精力无限充沛？外表光芒四射？良好的睡眠？平坦的小腹？强大的免疫系统？不抑郁、不焦虑？大脑思维敏锐？自信又幸福？超高品质的生活？

这些都是非常棒的目标，我敢打赌，你希望自己能尽快实现它们。此前采纳了我建议的人实实在在得到了自己想要的结果。这是真的。但毫无疑问：没有艰苦的努力和牺牲，就实现不了这些巨大的成就。你不一定非得放弃标准的美式饮食（面包、苏打水、橙汁、糖、谷物、松饼、百吉饼、加工食品），并在一夜之间投入完全无麸质、低碳水的生活方式。这需要你的坚定承诺，需要你付出努力。但有了这本书的帮助，你一定做得到。

在《谷物大脑》⊖的帮助下，世界各地有100多万人改善了身体、精神和认知健康，这本书也迅速成为畅销书。之后出

---

⊖　本书已由机械工业出版社于2015年出版。

版的畅销书《菌群大脑》<sup>⊖</sup>（*Brain Maker*）强调了寄居在人类脏器内的数万亿微生物组织的重要性，进一步拓展了这个话题。现在，让我们把这两种力量整合成一套实用性强、循序渐进的整体生活方案。

欢迎来到"谷物大脑完整生活计划"。

本书的主要目的是帮助你把我的概念付诸实践，并向你说明，过最美好的生活，远远不止了解把什么东西放进嘴里那么简单。它扩充了我前两本作品的核心建议，介绍了令人兴奋的新信息：多吃脂肪和纤维，少吃碳水化合物和蛋白质，彻底放弃麸质，满足你的肠道菌群等这些举措会带来什么好处。书中包含了大量原创美味食谱，应对不同挑战的技巧，便于跟进的两周饮食方案，以及饮食之外的生活习惯建议。"谷物大脑完整生活计划"对睡眠为生、压力管理、锻炼、补剂等做了详尽介绍，告诉你怎样过上开心而健康的生活。

　　《谷物大脑》和《菌群大脑》都建立在我的整体营养建议基础之上，再辅之以所有支持性的科学证据。如果各位读者接触本书的计划之前还没有读过它们，我强烈建议读读看。它们用丰富的细节解释了故事的"为什么"环节。本书的内容是"怎样"去做。如果你读过我之前的作品，你会看到一些篇幅里出现了重复内容，但这是我有意为之。这些提醒旨在巩固你的动机改变，帮助你继续跟进此前的良好实践。

　　2012年，我动手撰写《谷物大脑》时，我提出的观点似乎已经流传开来，自此以后，它们不仅一次次得到了科学文献的证实，还出现了更多的科学支持（我将在本书中逐一介绍）。就连美国政府也修改了饮食指南以反映相关研究，放弃支持低脂、低胆固醇的饮食，变得更接近我的饮食建议。

---

⊖　本书已由机械工业出版社于2019年出版。

> 本书中还有一个我此前并未涉及的新主题，那就是减重。虽说我原来并未强烈地许诺这套饮食方案可以减重，但从成千上万认真接受《谷物大脑》及《菌群大脑》两本书信条的人那里我了解到，减重是这套方案带来的最常见、最直接的结果之一。而且有可能减得很明显。你不会觉得自己正在坚守一套枯燥无味的饮食计划，也不会感到克制不住的饥饿，但多余的肉就那么神奇地消失了。

我的亲身经历也为我撰写本书提供了动力。我曾用尽全力，想方设法地保持健康。但如今我已经60多岁了，不免会出现一些健康问题，我学会了秉持自己的原则，成功地应对疾病。我开始把这本书视为一个机会：为了未来的40年，我要让自己进入最好的身体状态。像所有同龄人一样，我显然有可能面临所有的常见疾病。而且从家族史来看，我患上阿尔茨海默病的风险较大。但我知道自己正在降低风险，并按照本书里介绍的策略，积累对自己有利的牌。我想向你展示我学到了些什么，每天又是怎么做的。

有些人以为这只是另一本有关饮食与生活方式的书，会在有限的时间里检验你的意志力和决心。我很高兴地告诉你，如果你这么想，那就错了。"谷物大脑完整生活计划"是要帮助你启动一套能无限期坚持下去的健康生活方式。

食物是这套计划的核心组成部分，可要达到最佳效果，其他方面同样重要：你要合理安排进食、睡觉和锻炼的时间；你每隔一两个星期不吃早餐；你知道该服用哪些补剂，哪些药物可以酌情减少；减少日常压力，减少生活环境里接触的化学物质；照料好自己并处理好人际关系；优雅、轻松地应对生活中的挑战；定期为个人发展制定目标；找时间进行各种体育活动，为大脑提供动力，同时疗愈身体。

本书第一部分解释了这套计划是什么，为什么会有这样的计划，怎样使用。我将详细介绍基本规则，提供新数据，并给出一套分三步走的框架，帮助你执行我的建议。不过在进入第一步之前，你要先来一段前奏，对风险因素做自我评估，接受一些实验室测试，并做好思想准备。主要步骤如下。

第一步：改进饮食和所服用的药物。

第二步：增加支持策略。

第三步：制订相应的计划。

第二部分为你提供了遵循这套计划所需的信息，包括吃哪些食物、服用哪些补剂、怎样借助睡眠的力量，以及其他能增进成功的减压策略。

在第三部分，你可以找到最后的提示和提醒，补充思路清单、基本的购物单、14 天饮食计划，以及这一路上可供享用的美味食谱。后续支持和额外资源，请访问网站 www.DrPerlmutter.com。

## 我自己的小故事

在进入下一部分的内容之前，我想分享一些私人情况。2013 年《谷物大脑》出版之后，我碰到了很多事情。2015 年，我失去了挚爱的父亲，他从前是一位杰出的神经外科医生，却倒在了阿尔茨海默病手里。我关掉了自己的诊所，通过教学、媒体和讲演等方式来传播我想要广而告之的信息。我有幸与世界各国临床医学及生物医学研究领域的顶尖专家合作，进一步巩固了我的建议。（各位将在本书中读到有关他们的一些相关内容；www.DrPerlmutter.com/learn 上可找到我对很多人采访的视频。）

2016 年初，我惊闻噩耗，一位亲密的朋友突然去世。没过多久，我自己也遭遇了一场健康危机，躺进了重症监护病房。这件事，我在本书稍后部分会提到，但这么说吧，它彻底改变了我的观点。压力有多危险，爱又有多伟大，它给我上了一堂生动的课。它强化了如下理念：拥有健康的心灵和身体，远远不止是控制好吃什么东西、进行多少锻炼那么简单。

出院以后第二天，我就和妻子以及我岳母一起去了瑜伽班。课程快结束时，教练读了一段动人的话，当即打动了我。它出自《研习瑜伽》（*How Yoga Works*）一书，大意是：为了达成生活里至高的目标，我们应当努力维持"……一种持续的、温和的、喜悦的心智状态，在我们自己所生活的小小世界里，想方设法地保护他人免受伤害。"

虽然我在日常工作中已经不再直接参与病患的护理，但我相信，我的目标正是如此——继续写作、办讲座、教导、学习、尽全力保护你免受伤害。我将继续与人产生联系，听取他们的转变故事，为他们喝彩欢呼。知道自己能让人们的生活变得更好，而且无须动手术或开处方药，这太让人心满意足了。你也可以通过执行一些实际策略，改变自己，做一个不同的人。其实，当你翻开这本书时，就已经迈上了通往更美好、更健康的未来之路。

所以，不管你是因为什么原因接触到这本书的，不管你是为了自己的健康还是为自己的挚爱亲人担心，请放心：大好的机会就在你眼前。哪怕你心怀顾虑，这也没那么难。毫无疑问，你曾在生活里做过更为艰巨的事情。或许你生养过孩子，照料过有特殊需求的病人，经营过公司，送别过爱人，与癌症等重大疾病战斗过。光是熬过生活里日复一日的战斗就足够棘手了。所以鼓励一下你自己，你已经走了这么远的路，你知道前面的事情有可能积极而深刻地把你的生活变得更好。

在这里，我只请你接受如下承诺：你与生活中许多东西的关系将发生改变，从食物到人。你将建立新的习惯。你将改变自己生活的方式，收获最终的回报——达成我前面列举的所有目标。采用我的 14 天饮食方案，你不会倒数着熬日子，一心巴望着它结束，或是突然感觉像是在给自己硬塞咽不下的食物（哪怕它们精烹细作）。恰恰相反，你将按照自己的步伐，对自己的日常习惯稍作调整，学习一种可持续性极强的、可行的全新生活方式。

一天一天地来，一次只培养一个新习惯。对自己要有耐心，要善待自己。我有个朋友也是医生，他喜欢这样问患者："谁是这世界上最重要的人？"如果对方不能响亮地回答"我"，他就会教他们。因为这就是事实：你是这世界上最重要的人。承认它。坚守它。你配得上。选择健康。这是迈向全面健康之路的第一步。

欢迎来到"谷物大脑完整生活计划"。动身吧。

# 目录

CONTENTS

第二部分

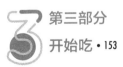

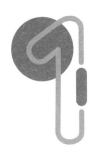

## 第一部分

# 欢迎来到谷物大脑完整生活计划

2016年1月22日，我71岁生日那天，有人送我《谷物大脑》和《菌群大脑》作为生日礼物。我从2月1日开始了无麸质、无糖、高脂肪饮食。25天之后，我原来的3种"神经"健康问题（胳膊靠在椅子扶手上，左臂会颤抖；丧失平衡；记忆力下降）一下解决了两种。前两种问题现在已不复存在，记忆恢复方面尚未出现进步，但我满怀希望。此外，我愿意这么想，我的说话能力说不定改善了，因为采用这种饮食方式之前，我的大脑和嘴巴几乎不能彼此沟通，让我很难进行流畅的对话。我还减了3千克的体重呢！

——安东尼奥.L

# 第1章

CHAPTER1

## 谷物大脑完整生活计划是什么

在接下来的 18 分钟里，会有 4 个美国人因食物枉送性命。也就是说，每 4 分半钟就有一个人，这简直叫人无法理解。更令人难过的是，这居然是真的。这个说法来自明星大厨杰米·奥利弗（Jamie Oliver）几年前的一场 18 分钟 TED 演讲，现场观众和数百万看过这段视频的人都目瞪口呆。奥利弗一直在领导反对学校使用加工食品的斗争，他坚决捍卫儿童食用健康食品的权利，以免其患上慢性病和长期疼痛。据推测，由于肥胖症带来的下游效应，如今这一代的孩子恐怕活不到父母那么大岁数。

但这还不仅仅是关于孩子。在西方发达国家，死于饮食相关疾病的人，比事故、谋杀、恐怖主义、战争和其他所有疾病（非饮食相关）加起来还要多。超重、肥胖、2 型糖尿病、高血压、心脏病、牙病、中风、骨质疏松、痴呆和多种癌症都与饮食有这样那样的联系。有些病痛已经存在了几个世纪，但此前并未大范围流行开来。

35 年前，我决定做专攻大脑失调问题的神经病学家。在早年工作中，我主要采用的是"诊断和辅助"思路。换句话说，做出诊断后，我常常发现自己没法给患者提供很多治疗，治愈就更别想了。当时没有任何东西派得上用场，这让身为医生的我和身为患者的他们都太沮丧了。不过，这里我要告诉你，从那以后，情况发生了很多变化。只是变化也不都是积极的。让我先介绍几点事实。

你兴许知道，过去一个世纪里，科学为医学领域带来了巨大的进步。100 年前，三大死亡原因来自细菌感染：肺炎和流感、结核病，以及胃肠道感染。今天，死于传染病的人变得很少；最重要的死亡原因是大体上可以预防的非传染性疾病：心脑血管疾病和癌症。靠着预防措施和药物，我们在减少上述部分慢性病的发病率方面取得了一定进展，但可悲的是，我的领域（即预防和治疗脑部疾病）没有出现太大的改变。它们对医学提出了最大的挑战。在我的职业生涯中，有很多次，我不得不告诉那些患有严重神经系统疾病、很可能破坏当事人及其家属生活的病人：我的武器库里没有任何东西可以提供治疗。

尽管投入了数十亿美元的研究经费，我们对阿尔茨海默病、帕金森病、抑郁症、注意缺陷多动障碍、自闭症、多发性硬化症等许多疾病，始终没有找到有意义的治疗方案。就连如今影响了千万人，跟脑部疾病有关系的肥胖症、糖尿病等慢性疾病，也没有可靠的治疗和补救措施。美国现在每 5 个人死亡，就有一个是因为肥胖症。肥胖症是导致大脑相关疾病的因素里风险最大的一个。我想告诉你，肥胖症其实是营养不良的一种形式，这大概会让你吃惊吧。听上去虽然违反直觉，但人们吃得过多，摄入的营养却不足。

美国是全世界最富裕的 10 个西方国家之一，过去 20 年里，死于脑部疾病（多为痴呆症）的人数激增。事实上，我们遥遥领先。自 1979 年以来，死于脑部疾病的美国人，男性增加了 66%，女性增加了 92%。如今的美国，据统计有 540 万人患有阿尔茨海默病，到 2030 年预计将翻一番！每隔 66 秒，美国就会有一个人患上这种病；死于它的人比死于乳腺癌和前列腺癌的人加起来还多。

美国有超过 26% 的成年人（占总人口的大约 1/4）患有可明确诊断的精神类疾病，从焦虑症、情绪问题到精神障碍、双相情感障碍以及全方位发作的抑郁症（在全球范围内，这是致残的主要成因）。1/4的女性在服用抗抑郁药，并有可能终其一生都依赖这种药物。

你最近一次头痛是什么时候？昨天？现在？头痛是最常见的大脑疾病，有人甚至估计这是头号脑病。抱怨头痛的人比其他有任何健康问题的人都多。虽说几乎人人都会偶尔头痛，但有大约 5% 的人每天头痛。更叫人难以置信的是，有 10% 的美国人患有偏头痛——比患糖尿病和哮喘的人数加起来都多。

多发性硬化症是一种破坏大脑和脊髓沟通能力的可致残的自体免疫性疾病，据统计在全球影响着 250 万人。光是美国就有近 50 万此类患者。一个人终身治疗多发性硬化症的平均成本超过 120 万美元，主流医学告诉我们，这种病如今无法治愈。除了多发性硬化症，自身免疫性疾病的发作呈整体上升趋势。有一件事我觉得很有趣，也颇能说明问题：研究古代疾病的学者（也就是古病理学家）认为，在接受农耕生活方式之前，人类似乎没怎么受过自身免疫性疾病的困扰。自身免疫性疾病在人群中也并不像现在这么普遍。如今，尤其是在美国等发达国家，一些自身免疫性疾病的发病率比几十年前高了 3 倍多。《素食迷思》(*The Vegetarian Myth*) 的作者莉瑞·基斯（Lierre Keith）解释说："这正是因为谷物能'策反'我们的身体，让它对着自己干。农业必将吞噬我们，一如它吞噬整个世界。"我喜欢这个说法。

美国 4% 的成年人和 500 多万儿童被确诊患有注意缺陷多动障碍，在这些患病儿童当中，又有 2/3 的人在服用改变心智的药物，而服药的长期后果从未经过研究。全球整整 85% 的多动障碍药物是在美国消耗掉的。这绝对不是一件值得骄傲的事情。难道我们天生跟世界上其他地方的人有什么不同？还是说有什么别的因素导致我们过度滥用药物？

自闭症的日益普遍，我们也不能忽视。每 45 个 3～17 岁的孩子里，就有 1 人确诊患有自闭症谱系障碍。男孩患有此类障碍的概率是女孩的 4.5 倍多。过去 15 年，确诊病例数量激增，令一些专家把它称为现代流行病。这到底是怎么回事呢？

为什么过去几十年，上述疾病出现了这么猛烈的增长呢？为什么没有更好的治疗手段呢？为什么每 100 个美国人里，竟然只有一个人能一辈子不患任何精神病痛（哪怕一两次的头痛免不了）呢？我们有这么多科学家、投入了这么多资金，为什么仍然进展甚微？答案也许很简单：我们一直找错了方向。这些棘手疾病的解决途径，很可能来自大脑之外，甚至身体之外。

它来自我们的食物，来自我们的肠道。

它来自我们每天的生活方式，来自我们对个人承诺和责任的应对方式。

它来自我们怎样运动自己的肢体，怎样保持活跃、强壮、灵活和敏捷。

它来自我们如何处理挫折、疾病、伤害和疼痛。

它来自我们的人际关系和社会活动。

它来自我们对生活的看法。

**它来自本书。**

本书为你提供了一条控制思想、身体和精神的途径。它是上述棘手健康问题的解决之道。它是一种生活方式。我应该首先强调，它不仅仅是为了解决大脑疾病。我在从前的作品里详细介绍过，几乎每一种非传染性疾病都有许多共同之处。所以，不管我们讨论的是哮喘还是阿尔茨海默病，是糖尿病还是抑郁症，你可能都会惊讶地发现，它们之间联系甚多。关于这一点，你马上就会看到。

　　现在，且让我稍微扮演一下恶魔代言人的角色。尽管我们今天已经拥有了繁多的医学知识（尤其是跟一个世纪之前掌握的情况相比），可人身体内部疾病的发展仍然是个谜——哪怕是对那些受过最良好教育、才华横溢、为科学做出过巨大贡献的人来说也不例外。有些事情，我们大体弄清楚了：我们破解了人类基因组代码（也就是我们的DNA）；我们开发了先进的诊断工具和革新性的治疗方法；我们生产了疫苗、抗生素和其他解毒剂，以对抗已知的外来病菌。但即便有了这一切，我们仍然搞不清为什么有些人年纪轻轻就去世了，另一些人却生机勃勃地活到了90岁。又或者，为什么有些人85岁时看起来像是65岁，另一些人还不到40岁，就显得足有50多岁。我们都听说过，从无冠状动脉疾病记录的运动员突然因为心脏病发作死掉了；从不吸烟的人却患了肺癌；身材苗条的健身狂被确诊患了糖尿病，甚至早发性痴呆症。这些现象该怎么解释呢？

　　不管身体是否染病，是否不适，我们都必须接受：围绕身体功能，存在一些谜团。我们还必须承认，我们选择怎样生活（和思考），对自己的健康和心理状态有重大影响。预防疾病远比染病后再治疗要容易且廉价。但身体的特定部分并没有什么“要害”可供防守，我们必须把身体视为一个完整而复杂的单位。这就是这套生活计划的核心理念。

　　每一天，我都会碰到那些尝试一切方法想要恢复健康的人。这些人往往是在不经意间沦为未经证实的可疑健康实践和不良营养的受害者。他们埋怨的各种症状大多相同：精力低下、减肥困难、消化不良、失眠、头痛、性欲低下、抑郁、焦虑、记忆问题、倦怠、关节疼痛、容易过敏。对那些无法找到真正的健康和无法保持健康的人来说，"谷物大脑完整生活计划"就是向他们吹响的战斗号角。通往完美健康（和理想体重）的所有道路，都始于选择简单的生活方式。

我一直都说，食物不仅是为身体提供能量，维持生存。食物是信息，我的意思是，归根结底，它有能力影响你的个人基因组（DNA）的自我表达。在生物学上，这种现象被称为表观遗传学——我们很快要对这个概念展开探讨。表观遗传学改变了我们对 DNA 和食物的认识方式。在更基本的层面上，食物还有助于在你的心态和感受之间创造联系。你直接吃的东西，会影响你的生活体验，影响你滋养身体的需求。在工作中、在个人环境中、在日常惯例中、在减压的努力中、在管理慢性病和应对挑战的过程中，你所做的事情同样影响着你的身体，以及你是否把自己置于招来严重健康问题的风险之下。朋友们，优化自己身体的内在要求是"谷物大脑完整生活计划"的精髓。

### 谷物大脑完整生活计划对以下方面均有帮助

| | |
|---|---|
| 注意缺陷多动障碍 | 胃灼热、胃反流 |
| 哮喘 | 超重和肥胖，难于减肥 |
| 自闭症 | 记忆问题、注意力难以集中 |
| 过敏、食物敏感 | 头痛和偏头痛 |
| 慢性疲劳 | 慢性便秘或腹泻 |
| 慢性疼痛 | 频繁感冒或感染 |
| 情绪障碍，包括抑郁和焦虑 | 肠道疾病，包括乳糜泻（麸质过敏症）、肠易激综合征、溃疡性结肠炎和克罗恩病 |
| 糖尿病，以及对糖和碳水化合物不可压抑的渴望 | |

| | |
|---|---|
| 甲状腺功能障碍 | 动脉粥样硬化 |
| 多发性硬化症 | 慢性酵母菌感染 |
| 纤维肌痛 | 皮肤问题，如痤疮、湿疹和牛皮癣 |
| 不孕不育 | |
| 失眠 | 口臭、牙龈疾病和牙科问题 |
| 关节疼痛和关节炎 | 抽动秽语综合征 |
| 高血压 | 月经不调和绝经期症状 |
| 等等 | |

就算没有生病，你也能从这套计划里获得巨大的回报。哪怕你感觉良好且健康，也能从中受益。不管你是想要获得更美好的身体、更清晰的头脑，还是只想全力以赴地过更健康的生活，活得更长久，这套计划都是为你准备的。

大多数人应该过上几天就能感受到这套计划的效果了。但它需要再长些的时间才能在细胞和代谢层面上持续影响你的身体。重设你的态度，让你能轻松享受全新的生活方式，耗时还会更久一点儿。不管你过去曾经有过多少次想要培养好习惯却无疾而终的经历，也不管你对我的建议是否疑虑重重，全都无所谓。重要的是，你要专注于自己的目标，相信健康和幸福正在前方等着你。

# 第 2 章

CHAPTER 2

## 主要目标

如果你跟大部分人一样，那么你恐怕没法抽离繁忙的生活，专门拿出时间到健康疗养中心或医护水疗度假村待上一个月，一心一意地投入到良好营养、减轻压力、每天锻炼两次的训练项目里去 [ 那是《减肥达人》（*Biggest Loser*）节目参与者们才能享受的高级待遇 ]。我写作本书就是为了向你提供工具，让你在最短的时间内获得最大效果。我希望你能一边按平时的惯例生活，一边尽力按照我的介绍去调整生活方式。我会请你开始定期锻炼，认真考虑贯穿本书前言的所有建议。有些策略很容易执行，比如每天多喝水，记日志。但有些策略，比如严格遵守睡眠作息时间表，确定力量训练日程，抽出一些无人打扰的时间用于自我反思，在饮食中摒弃麸质、谷物和糖，可能就需要你用一些功夫来掌握了。不过，没关系。我在书里收录了许多点子，好让这些策略在当今世界里可行且实用。

很遗憾，我们许多人采取的是被动反应而非提前预防的生活模式。在追求其他生活目标、承担其他责任的过程中，我们常常忽视对自己、对他人的妥善照料。除非伤病找上门来，否则很多人都不肯减速，不肯改变，非要等伤病真的来了，我们才被迫绕道——如果我们找得着新路的话。我们固化消极想法，或是对自己说一些破罐破摔的话，比如"等我实现了……"，或者"等我赚到了……，我就能更好地照顾自己了"。但你大概也知道，这很少发生在现实生活里。等到被迫改变的时候，我们要想成功地做到自我照料就很棘手了。恢复健康的良好意愿常常不能顺心如意地进行——而这些健康问题，我们本来一早就可以避免。我们精疲力竭、倦怠不堪，没有动力去做任何事情，只能等着严肃的诊断出来，接着一辈子依靠药物。我遇到过很多中年人，他们得了难以治愈、不可逆转的慢性病或严重疾病。虽说他们或许最终能得到所需的各种资源，接触到高质量的医疗服务，但说不定为时已晚。我对你提出的建议是，下定决心从今天就开始改变，避免这样的命运，缓和你现在碰到的健康问题，从今以后享受更高的生活质量。减少对药物的依赖，更多依靠身体的自然机制，这不是美妙无比吗？

我总是很惊讶地看到，面对慢性疾病和大脑失调的日益流行，人们却很少停下来想一想，日常生活方式选择对我们的健康有些什么影响。喜欢走捷径是人类的本性，谁都希望靠着一张药方、一瓶神药解决所有的问题。没错，选择特定的饮食方式以及避免坏习惯要投入努力，但也不必把它想成是不可能完成的艰巨任务。过不了多久，你就会感觉更好，有更强的前进动力了。

考虑到这一点，让我们来看看这套计划的主要目标：

- ⊙ 减少和控制炎症
- ⊙ 借助脂肪，把身体变成燃脂机
- ⊙ 平衡肠道益生菌的水平
- ⊙ 平衡激素，提高瘦素敏感性
- ⊙ 控制个人基因
- ⊙ 保持生活的平衡

让我们逐一看看这些目标。在浏览过程中，我会提醒你一些基本的科学知识。

## 减少和控制炎症

在我的职业生涯中，西方科学最翻天覆地的一大发现是，炎症是大多数疾病和退行性疾病（包括超重、面临大脑功能障碍的风险等）的基础。你大概有一些粗略的认识，知道从身体的角度讲，"炎症"意味着什么。它是身体的自然愈合过程，暂时提升免疫系统，应对身体视之为侮辱或伤害的东西。无论你是在对抗感冒还是包扎撕裂的肌肉，炎症都是痊愈的核心。

炎症的问题在于它可以变成长期发炎。水管瞬时打开，扑灭一小堆火，这是一回事；水管无限期打开，怎么也关不上，你手里的问题就又多了一个。始终处在"开"模式的炎症过程，折磨着数百万人。他们的免疫系统永久性地调高了门槛，但要是他们碰到肌肉撕裂或喉咙痛，却不见得总能感觉到。这类炎症是全身性的——它缓慢持续地干扰全身，往往并不局限于具体部位。血液带着它扩散到身体的每一个部位；故此，我们能够通过验血来检测这种周身性炎症。

炎症产生的许多生物物质都对细胞有害，带来了细胞功能障碍和破坏。毫无疑问，最新的科学研究表明，慢性全身炎症是各类疾病和几乎所有慢性病发病甚至致死的根本原因。就连你的心情也会受到炎症的影响。对于我的这套计划，我从人们那里听说最多的便是，它不仅有着生理上的影响，也有着巨大的心理影响。最新的科学研究告诉我们，像抑郁症等严重情绪障碍其实根植于炎症——问题不一定出在大脑化学物质含量过低或行为不当。

"谷物大脑完整生活计划"打开了身体里有助于减少并控制炎症的通路。你将投入到一种消除炎症的生活方式里，并将基本策略应用到旨在降低炎症的日常生活习惯上。你在这种饮食里所看到的天然物质（如姜黄），2000多年前的医学文献就已经做过介绍，不过直到10多年前，我们才开始理解它们蕴含的复杂而意味深长的生物化学机制。不光是吃的东西可以帮助你管理炎症，你还将从最新的研究里了解到，锻炼和睡眠也扮演了相应的角色。

## 借助脂肪，把身体变成燃脂机

《谷物大脑》的核心前提是，脂肪（而非碳水化合物）是我们新陈代谢的首选燃料，贯穿了人类进化的全过程。我以此作为选择高品质脂肪却无须担心所谓"高胆固醇"食物的依据。营养治疗师诺拉·格德高达斯（Nora Gedgaudas）在《原始的身体，原始的心灵》（*Primal Body, Primal Mind*）一书中指出："我们99.99%的基因是在农业发展之前形成的。"身为智人，我们和地球上曾经行走过的每一个人都完全一样。而且从物种的角度来说，我们是经过成千上万代人的遗传，由自然塑造的。

贯穿整个人类进化过程，在过去260万年的绝大部分时间，我们祖先的饮食包括野生动物、季节性水果和蔬菜。我们把脂肪作为热量密集的食物来源。在狩猎—采集的岁月，脂肪令我们身形瘦削，很好地满足着我们的需求。事实上，据估计，我们当时的饮食方式含有比目前摄入量高10倍的脂肪。今天，大多数人都对食物中的脂肪感到担忧，认为吃脂肪就等于长胖。事实并非如此。肥胖及其代谢影响与摄入脂肪几乎完全无关，而与碳水化合物成瘾有关。人们继续青睐"无脂肪""低脂肪""多糖"和"全谷物"的食物标签，而这些食物包含的成分，有着侵扰大脑和身体的下游效应。吃碳水化合物会刺激胰岛素的产生，从而导致脂肪的产生和囤积。此外，由于要消耗额外的胰岛素，人的燃脂能力也会随之降低。膳食脂肪不会这样。更重要的是，当我们消耗碳水化合物的时候，会触发一种名为脂蛋白脂肪酶的酶，令脂肪进入细胞；触发了促进脂肪囤积的酶之后，我们分泌的胰岛素会令事情进一步恶化。

> 人类饮食对碳水化合物的需求几乎为零。

每当我对人们说，靠零碳水、高脂肪（包括胆固醇）的饮食，我们不仅能够活着，还能活得很好，他们有时候会一脸错愕。但近来情况正在发生变化。就在不久前，我们还听说，大脑需要碳水提供的葡萄糖等营养物质才能生存。如今科学最终指出：没错，大脑的确需要葡萄糖，但我们的身体可以自行制造葡萄糖。我重复一遍：让我们变胖的是我们摄入的糖分，而非脂肪。

胆固醇也一样：吃高胆固醇的食物对我们实际的胆固醇水平毫无影响，高胆固醇水平与心脏病高风险的相关性也并不真切。我们过去几万代人一直在消耗动物蛋白和饱和脂肪。可如今，我们却听说饱和脂肪很危险。人体母乳里大约 50% 的脂肪为饱和脂肪，这一事实应该足以强调饱和脂肪的价值和重要性。

那么，如果你大幅减少碳水化合物摄入量，并从脂肪中获得更多的热量，会出现什么情形呢？你把自己的身体变成了燃脂机器。采用低碳水、少蛋白质、健康脂肪多、大量植物纤维的饮食方式时，你可以刺激身体采用脂肪而非葡萄糖作为燃料。更具体地说，你强迫身体转向一种名叫"酮体"的特殊物质来获得能量。没有了碳水化合物，肝脏产生的酮就会使用来自食物或身体脂肪的脂肪酸。接下来，这些酮将被释放进入血液，并前往大脑和其他器官充当燃料。所谓的生酮饮食〔即靠脂肪获得80%～90%的热量，其余靠纤维碳水化合物（如完整的蔬菜或水果）和高品质蛋白质补充〕是"谷物大脑完整生活计划"的基础。

生酮饮食并不新鲜，也不是新刮起来的时尚之风。千百年来，甚至早在圣经时代，人们就在采用这种饮食方式的变体了。20世纪20年代以来，它曾成功地用于治疗儿童的耐药性癫痫。来自动物研究和临床试验的最新证据显示，生酮饮食有助于治疗从头痛、睡眠失调到双相情感障碍、自闭症、脑癌等一系列神经障碍及其他疾病。

当你的身体制造酮作为燃料而不是依靠葡萄糖的时候，它就进入了生酮状态。适度的生酮状态是健康的。我们早晨刚醒来，就处在轻度生酮状态，因为我们的肝脏正在动员身体脂肪为饥饿的器官供食。心脏和大脑依靠酮体运行的效率比依靠血糖要更高，有时可高达25%。大脑的能量需求占人体总能量消耗的20%，健康正常的大脑细胞以酮体为燃料时欣欣向荣。

神经障碍或许有着不同的特征和潜在病因，但它们的一个共同特点是能量生产不足。从燃料的角度看，身体使用酮来维持正常的大脑细胞代谢时，比葡萄糖更为高效，因为酮使用每单位的氧气能提供更多的能量。在生酮状态下，大脑细胞中线粒体（这是细胞的能量工厂）的数量会扩大。研究表明，生酮能巩固大脑的主要学习和记忆中心——海马体。在与年龄相关的大脑疾病中，海马细胞常常出现退化，从而导致认知功能障碍和记忆丧失。但有了更大的能量储备，神经元便可更好地缓冲疾病压力。

我还应该补充一点：进入生酮状态之后，身体的血糖水平将保持生理正常。你不会体验到低血糖的异常，因为身体能从特定的氨基酸中获得葡萄糖，分解脂肪酸。（我们将在本书第二部分中看到，有一种酮尤其可以充当优秀的替代燃料来源，它还具有防止身体分解肌肉组织产生葡萄糖的能力。）

本书第二部分概述的饮食方案介绍了生酮的主要原理：大幅减少碳水化合物、强迫身体燃烧脂肪，同时膳食脂肪和其他营养物质可打开身体内强有力的"健康"技术。关键当然是吃类型正确的脂肪。我稍后将做出解释。

## 平衡肠道益生菌的水平

我在公开演讲时，喜欢引用 20 世纪最臭名昭彰、屡屡作案的银行劫匪"滑头"威利·萨顿（"Slick"Willie Sutton）的一句话。有人问他为什么抢银行。他回答："因为那里有钱。"同样道理，你大概以为，要理解大脑的相关问题，肯定要观察大脑，对吧。但这里头的故事很有意思。近来的研究表明，许多与大脑相关的疾病其根源可能并不在大脑内部，而是在身体里，尤其是肠道里。我要再说一次：今天你肠道里发生的事情，扮演着关键角色，它决定着你患上任何一种大脑疾病的风险。这是优化肠道健康、维护构成肠道屏障（也就是隔离肠道内部和血液的墙壁）的结构和功能至关重要的原因。

首先，让我们简要地介绍一下肠道解剖学。从非常基本的层面来说，肠道就是从嘴巴到肛门的一条"管道"。所有你吃下去但尚未消化的东西都会穿过身体，前往另一端口。肠道最重要的功能之一就是防止外来物质进入你的血液，到达包括大脑在内的易受伤害的器官和组织。

　　事实上，肠道和大脑有着错综复杂的关系。肠道对大脑功能既有即刻的影响，也有长期的影响；它影响你患上神经变性疾病的风险，如阿尔茨海默病或帕金森病。我的前一本书《菌群大脑》深入地探讨了微生物群落的科学，尤其是它与大脑健康的关系，它出版以后，更新的研究也继续证实着这一事实。例如，2015 年，一项具有里程碑意义的欧洲研究发现，不健康的肠道微生物群落（常被称为"肠道失调"）与罹患帕金森病有着强大的联系。有些人甚至把肠道微生物群落（或肠道菌群）称为大脑"维和部队"。

　　人体的微生物是由什么构成的呢？它由一个超过 100 万亿种生物体的巨型家族构成（以生活在肠道内的细菌为主），其数量甚至是你自身细胞的 10 倍。这些生物的代谢产物和遗传物质，也被视为微生物群落的一部分。神奇的是，微生物群落里承载着你身体 99% 的遗传物质！它们支撑着你生理机能（包括大脑里的活动）的方方面面，为之提供营养。

　　我们现在知道，人的生活方式选择有助于塑造并维持体内微生物群落。我们还知道，微生物群落的健康关系到免疫系统的功能、炎症水平，以及罹患抑郁症、肥胖症、肠病、多发性硬化症、哮喘，甚至癌症等疾病的风险。事实上，美国国家癌症研究所最近透露，某些肠道细菌可以调节和"教导"免疫系统，帮助减少肿瘤的生长；此外，肠道细菌还有助于控制某些切实抗癌疗法的功效。它们还为我们的生理机能做了很多工作——制造我们无法制造的神经递质和维生素，促进正常的胃肠功能，提供免受感染的保护，调节新陈代谢和食物吸收，并帮助控制血糖平衡。它们甚至影响着我们是超重还是瘦削，是饥饿还是饱足。

　　新的科学正在涌现，指出微生物群落不仅无时无刻影响着我们

DNA 的活动，还在演化过程中成为我们自己 DNA 的一部分。换句话说，微生物将基因插入到我们自己的遗传密码当中，帮助我们演化并发展。是不是很惊人？用斯坦福大学和加利福尼亚大学旧金山分校一支杰出研究团队的话来说："近期发现清楚地表明，与其说我们的微生物群落是身体的附属之物，倒不如说它是身体的器官。它们不仅是人类健康的关键因素，而且是人类生理结构的基本元件。"美国国立卫生研究院将在未来 5 年投资 1.9 亿美元，研究人体微生物群落怎样影响基因表达。2016 年 5 月，白宫发起了一项 5 亿美元的项目，名为"国家微生物组计划"（Unified Microbiome Initiative），研究地球上的微生物群落。这个项目将由许多联邦机构、大学、慈善组织和行业协作完成。

　　在基本上没有真正的治愈的神经学领域，这一新兴的研究方向终于为我们带来了缓解疼痛的革命性方法。第二部分中的建议，我会利用这一耀眼新科学的力量，向各位读者展示怎样借助它为自己的健康谋福利。最妙的地方是，你可以在短短几天内就收获回报。

　　　　微生物无处不在。除人体微生物群落之外，海洋、土壤、沙漠、森林和大气层里都有各自维持生命的微生物群落。微生物已经吸引了科学界的关注，世界各地纷纷设立相关研究项目，投入数百万美元的研究经费。举个俏皮的事例：海洋中的微生物一边吸收二氧化碳，一边产生 50% 的氧气供人呼吸。深海里吸收甲烷的微生物，也充当着强大的温室气体焚化炉。地球的健康取决于微生物群落，认识到这一点很重要。

肠道细菌帮忙控制的一个关键领域是肠道通透性。说起肠道通透性，或者所谓的"肠漏症"，我们指的是细胞紧密连接（tight junctions，也叫闭锁小带）的能力问题——肠道内壁细胞之间的微小连接，它们控制着营养物质从肠道通过血液循环进入身体的通路。如果紧密连接受损，就不能恰当地监督哪些东西（营养物质）该进入身体，哪些东西（潜在威胁）该被阻挡在外。紧密连接以守门员的身份，在很大程度上决定了你身体的炎症触发点，即你在任意给定时间的炎症基准水平。

传统研究人员和医生一度抛弃了"肠漏症"这个说法，尤其是涉及自身免疫的时候。但如今大量经过精心设计的研究一次次地表明，如果肠道屏障受损，令肠道菌群不健康，无法保护肠黏膜，你就很容易（因为炎症加重、免疫反应激活）碰到一连串的健康挑战，包括类风湿关节炎、食物过敏、哮喘、湿疹、牛皮癣、炎性肠病、乳糜泻、1型和2型糖尿病，甚至癌症、自闭症、阿尔茨海默病和帕金森病等。

根据这一新科学，即使我们对摄入物质耐受，还是会因之产生不良反应，肠壁与此息息相关。肠壁破裂，说不定会使食物毒素（如麸质和病原体）通过，扰乱免疫系统。这样的渗漏不仅影响肠道，而且会影响骨骼、皮肤、肾脏、胰脏、肝脏和大脑等其他器官和组织。

---

**什么会导致肠胃微生物不健康**

- ◎ 饮食中精制碳水化合物、糖和加工食品比例太高
- ◎ 饮食中的膳食纤维（尤其是能滋养菌群的品种）太少
- ◎ 膳食毒素，如面筋和加工植物油
- ◎ 慢性压力
- ◎ 慢性感染

◎ 抗生素和其他药物，如非甾体抗炎药和胃酸反流药物（质子泵抑制剂）。

在贾斯汀·舍恩博格（Justin Sonnenberg）博士的指导下，斯坦福大学的研究人员探索了肠道内壁的黏液层，发现它们是几种对调节免疫和炎症至关重要的细菌的家。黏液层每小时都在自我更新，是保持肠黏膜完整性、减少肠漏的关键。很明显，黏液层的细菌以膳食纤维为生，故此，我们所消耗的碳水化合物应该是富含纤维的水果和蔬菜。肠道细菌将分解这些复合碳水化合物。就是这样：肠道的益生菌利用我们所吃的纤维，促进自己的生长。

益生元是一种特殊形式的膳食纤维，我们的身体无法消化，肠道细菌却喜欢吃。益生元是"谷物大脑完整生活计划"的重要组成部分。益生元通常被分类在碳水化合物里，因为多种水果和蔬菜中都可见到其身影。益生元的作用就像是肥料；每消耗 100 克益生元，就能产生整整 30 克细菌。由于我们的肠道细菌代谢这一纤维，它们会产生名为短链脂肪酸（SCFA）的物质，帮助我们保持健康。例如，丁酸就是一种能改善肠黏膜健康的短链脂肪酸。此外，这种脂肪酸有助于调节钠和水的吸收，增强我们摄取重要矿物质和钙的能力。它们能有效地降低肠道内的 pH 值，抑制潜在病原体和破坏性细菌的生长。它们能增强免疫功能，甚至有助于解释为什么有些人哪怕减少了热量的摄入也难于减肥。这些短链脂肪酸的生成，有效激活了一种信号通路，告知大脑：身体已经得到足够的食物。反过来，这一消息又触发肠道中的食物更快速地移动，减少卡路里的吸收。另外，如果短链脂肪酸的含量低，身体就会以为自己没有得到足够的食物，故此食物移动得更慢，好让身体能够摄取更多的热量。

　　新的研究还显示，肠道细菌在维持血脑屏障（它保护大脑免受潜在有害物质的侵袭）方面起着重要的作用。血脑屏障也会确保中枢神经系统的自身平衡。事实上，人们在血脑屏障和肠内壁之间新发现了许多相似之处。例如，新近有人揭示，麸质中发现的蛋白质麸朊不仅会提高肠道渗漏性，还有可能使血脑屏障的渗漏性提高。这可以进一步解释含麸质食物与神经系统问题之间的关系。所以，要是你认为肠道渗透很糟糕，那就想象一下大脑渗透会是什么情形吧！事实上，血脑屏障出问题与阿尔茨海默病、中风、脑肿瘤、多发性硬化症、脑膜炎、狂犬病、癫痫发作，甚至自闭症都相关。

　　2014 年秋天，我有机会在哈佛医学院就微生物群落在大脑健康和疾病中扮演的角色发表讲话。轮到我发言之前，我跟朋友兼同事艾勒西奥·法萨诺（Alessio Fasano）博士聊了会儿天。法萨诺是世界顶尖的麸质与健康问题权威，他也出席了会议。法萨诺博士（他如今是哈佛大学附属麻省总医院腹腔研究中心的负责人）明确表示，在他看来，饮食是塑造微生物群落的头等要素。而我们可以对饮食加以控制。

　　哈佛研究员劳伦斯·戴维（Lawrence David）博士的讲话，同样以改变饮食后体内微生物群落需要多久才会发生变化为主题。他的研究于 2014 年 1 月发表，评估了 6 男 4 女（其年龄为 21～33 岁）食荤或食素后肠道细菌的变化情况。虽然这是一项仅有数人参与的小型研究，但无疑激发了进一步的研究。戴维博士记录了短短 3 天内参与试验者肠道细菌基因特征相当剧烈的变化。另一项研究由德国、意大利、瑞典、芬兰和英国研究人员合作进行，他们发现："肠道微生物构成的决定性关键因素是饮食……较之传统饮食，西式饮食使得微生物群落的构成有了很大的不同。"他们的研究还发现，肠道细菌的运作方式会因饮食产生很大差异。他们同样注意到了细菌的基因表达存在差异。

我有很大的把握认为，科学将会越来越突显"传统饮食"（健康脂肪含量高、碳水化合物低）的力量，以及西式饮食（碳水化合物含量高、健康脂肪低）的危险。

> 我在《菌群大脑》一书中斗胆用了一整章的内容来论述肠道健康和自闭症风险的关系，如今，科学正不断坐实这一联系。自闭症儿童常常因为肠漏症和肠道失调表现出肠道功能障碍的特征。目前有一种引起轩然大波的理论认为，与自闭症谱系障碍相关的独特微生物群落在微生物代谢里制造的副产物，反过来会影响人类大脑的功能。美国食品药品监督管理局（以下简称FDA）批准了亚利桑那州立大学进行的一项研究，医生们将对 20 名自闭症儿童进行粪便微生物移植（fecal microbial transplant，FMT）。这群孩子的年龄为 7～17 岁，同时患有严重的胃肠道问题。粪便微生物移植是现行重置并移植病态微生物群落的最大胆的治疗方法。在施术过程中，经过滤的良性细菌将从健康人的结肠中移植到另一人的结肠中。

微生物群落在保持健康方面所扮演的不可思议角色，吸引了世界各地的研究人员。各位读者将在整本书中了解到更多信息，包括今天可以做些什么以平衡肠道微生物群落，避免肠道失调。不过，我们这里要暂时转到本计划的另一主要目标上。

## 平衡激素，减少胰岛素波动，提高瘦素敏感性

管理和控制身体激素的内分泌系统是把持着你大部分感觉（情绪低沉、疲倦、饥饿、性欲、病快快、健康、热或者冷）的遥控器。它

通过一套错综复杂的激素系统（也就是身体的化学信使）监管着人的发育、成长、繁殖和行为。这些信使由身体不同部位（如甲状腺、肾上腺、垂体或者性腺）制造，通过血液流动达到目标器官和组织。一旦到达，它们便作用于受体，诱发生物反应——通常以促成变化，让身体运作更顺畅、保持平衡为目标。它们在所有的身体系统（包括生殖、神经、呼吸、心血管、骨骼、肌肉、免疫、泌尿和消化系统）中都发挥着关键作用。为了维持身体平衡，特定激素的力量通常会受另一种激素力量的制衡。

激素失衡可导致严重的健康问题，例如代谢和甲状腺疾病、不育症、癌症、脱发、疲劳、抑郁、性欲减退、慢性疼痛等。在压力时期，或因为年龄、健康状况破坏了身体和谐，就有可能出现激素紊乱。女性在绝经期和绝经后会经历雌激素减少和甲状腺激素的波动，而男性30岁以后，睾酮水平每年下降1%～2%（不过这种下降不仅仅是年龄渐长导致的，还有一部分出在生活方式因素上，体重增加就是其中之一）。如前所述，行为不当的微生物群落当然也可扮演一定角色。此外，激素水平还受到某些毒素的影响。

好消息是，通过饮食以及通过本书勾勒的行动计划，可以解决大多数内分泌功能障碍。益生菌（也就是你通过食物和补剂可摄入的活细菌）是一个关键因素。近年来出现的新研究揭示，益生菌能极为强效地平衡胰岛素（身体的主要激素）以及其他与食欲和新陈代谢相关的激素；它们还能帮忙减少甚至消除胰岛素抵抗和糖尿病。

请允许我简要介绍一下胰岛素，以及另外一些与新陈代谢相关的重要激素。你大概已经知道，胰岛素是身体最重要的激素之一。它是胰腺产生的载体蛋白，最为人知的是帮助我们运输基于碳水化合物的能量，将来自食物中的葡萄糖输送到细胞中供其使用。胰岛素在血液中循环，吸收血液中的葡萄糖，把它运送到整个身体里的细胞，好让细胞以葡萄糖作为燃料。细胞用不着的额外葡萄糖，则以糖原形式储存在肝脏中，或沉积在脂肪细胞中。

一般而言，健康的细胞能对胰岛素做出正确的反应。但如果由于葡萄糖持续喷涌（大多是摄入了太多精制碳水化合物所致），细胞不断接触高水平的胰岛素，我们的细胞会适应并对胰岛素产生"抵抗"。这会让胰腺泵出更多胰岛素，这一下，要让葡萄糖进入细胞，就需要更高水平的胰岛素了。而更高的胰岛素水平也会使血糖下降到极为危险的低水平，导致身体不适和大脑恐慌。

我在《谷物大脑》中做过详细介绍，高血糖、胰岛素抵抗、糖尿病、肥胖症和脑部疾病风险之间存在着无可辩驳的联系。研究表明，不光体脂高与海马体（大脑的记忆中心）形态较小相关，糖尿病及肥胖症的代谢后果对大脑也有着深远影响。1994 年，美国糖尿病协会建议美国人应当从碳水化合物中摄入 60%～70% 的热量，糖尿病发病率开始暴涨。脑部病变的发病率也大幅增长。糖尿病患者患上阿尔茨海默病的风险比正常人高 2 倍。

这种关系的准确性刚刚得到揭露。首先，如果你是糖尿病患者，按定义来说，你血糖高，是因为你的身体不能将关键的葡萄糖输送到细胞当中。如果葡萄糖停留在血液里，会造成很大的伤害。它会在"糖化过程"中附着到体内蛋白质上，触发炎症，产生自由基。糖化、炎症和自由基的生成，全都参与了阿尔茨海默病、帕金森病和多发性硬化症。就连前驱糖尿病（此时血糖问题刚刚出现）也与大脑功能衰退、阿尔茨海默病全面爆发的风险因素相关。

2016 年，纽约大学管理与组织学教授梅利莎·席林（Melissa Schilling）发现糖尿病与阿尔茨海默病之间存在一条通路，补充了我们对这两种疾病关系的认识。她整合了数十年来有关分子化学、糖尿病和阿尔茨海默病的研究，发现了一个共同点：胰岛素，以及分解这一重要激素的酶。分解胰岛素的酶也会分解 β- 淀粉样蛋白，这种蛋白质在阿尔茨海默病患者的大脑里形成缠结和斑块。如果人们因为饮食不当、肥胖和糖尿病分泌过多胰岛素（这种情况叫作"高胰岛素血症"），上述的酶会因为忙于分解胰岛素而无法分解 β- 淀粉样蛋白，令后者积累沉淀。席林的工作使我们得出一个惊人的新事实：美国几乎一半的阿尔茨海默病病例，很可能是高胰岛素血症所致。幸运的是，使用本书介绍的方案，可以预防并治疗高胰岛素血症。（我最近有幸因在线项目"带给患者力量的神经学家"采访了席林教授，你可以到我的网站上观看这段激动人心的视频：www.DrPerlmutter.com。）

还有两种重要激素与代谢相关，并与胰岛素有关：瘦素和饥饿素。人体内这三种激素的生物化学过程错综复杂，彼此高度调节，在这里，我为读者稍作提炼，方便大家理解为什么保持这三种激素平衡如此重要。

瘦素和饥饿素是两种主要的食欲激素。胰岛素控制摄入食物时的能量使用和存储，瘦素和饥饿素控制你是感到饱足还是饥饿——它们合力调和着我们饮食模式的开关键。瘦素（leptin）来自希腊语里的"瘦"，涉及数十种身体过程，包括帮助协调身体炎症反应，但最出名的还要数它在抑制食欲中扮演的角色。它作用于大脑的特定中心，会减少进食冲动。营养治疗师诺拉·格德高达斯喜欢说，瘦素告诉你的大脑，"狩猎很好"。是它告诉你该把刀叉放下，停止进食了。我在这里简单说说它怎样运作：当脂肪细胞逐渐被填满并扩充，便会分泌瘦素。等到脂肪细胞里包含的脂肪为供能而燃烧，开始收缩，水龙头就会慢慢关上，减少瘦素的释放。最终，由于饥饿素的释放，你再次感到饥饿，循环重新开始。

饥饿素由空腹触发，能提升你的食欲。当胃充满食物并膨胀时，它会向大脑发出信号，要求关上饥饿素的水龙头。你可以想象，瘦素与饥饿素之间的平衡中断，会对你的食欲、饱腹感和腰围发动战争。耐瘦素的人总感觉不到饱（无法停止进食）。格德高达斯把瘦素抵抗称为肥胖症的"圣杯"。一如胰岛素会使你产生胰岛素抵抗（和糖尿病），出于同样的道理，瘦素太多（饮食中碳水化合物和糖过量）会导致瘦素抵抗。胰岛素水平高，会让大脑降低瘦素敏感性。

今天，胰岛素抵抗普遍存在，面对等量的葡萄糖，大多数人（不管体重如何）释放的胰岛素是 30 年前的 2 倍。而且在所有肥胖症里，胰岛素高要占到 75%～80% 的原因。

显然，我们的目标不只是通过健康的胰岛素水平实现最佳的血糖控制，还要平衡瘦素和饥饿素之间的关系，尤其是要提升你身体对瘦素的敏感性。我会告诉你怎样通过饮食、睡眠和运动做到这一点。睡眠不足会减少瘦素，所以你的大脑会收到寻找更多热量的信息；而锻炼能改善瘦素信号（以及胰岛素敏感性）。

## 控制个人基因

想到 DNA，你内嵌的遗传密码，你大概会想到自己的亲生父母通过其 DNA 赋予了你什么样的个性和风险因素。是他们给了你蓝色的眼睛、运动员般的体格和晚年患心脏病的倾向吗？我们一度认为 DNA 就像体内染色体的永久标志，你无法改变它。但现在我们知道，尽管 DNA 编码基因从本质上说是静态的（除了发生突变），但这些基因的表达可以是高度动态的。

　　先前我提到过最热门的研究领域之一：表观遗传学。它研究影响基因怎样表达的 DNA 片段（叫作"标记"或"记号"）。简单地说，这些表观遗传标记在你的健康长寿以及孩子的健康长寿上有发言权。事实上，今天作用于你 DNA 活动的力量（或好或坏），都可以传递给你将来的亲生骨肉。表观遗传活动甚至可能会改变你的孙辈患上某些疾病的风险。同样的道理，这些标记可以被改变，对你的 DNA 表达施以不同的影响，因此也完全可能改变你患某些疾病的潜在风险。

　　表观遗传学的力量对人的影响，贯穿人从出生到死亡。人一辈子有许多危险时期，对环境影响因素特别敏感，而这些因素又有可能改变我们的生物结构，造成痴呆症、脑癌等下游影响。

　　我想要强调一种重要的分子，它与你控制自身基因表达的能力息息相关：Nrf2（这是一种特殊的蛋白质，每一种细胞中都可见到它的身影）。身体经历高氧化应激（也就是自由基的产生和身体抵抗其有害作用的能力之间失去平衡）时，会激活 Nrf2，拉响警报。这种蛋白质平时处于休眠状态，不能移动也无法操作，直到 Nrf2 激活剂将它释放。一经激活，它就会移居细胞核，在特定的点位与 DNA 结合，接着打开门，方便产生大量重要的抗氧化剂以及解毒酶。结果，有害毒素消除，炎症减少。

　　Nrf2 通路的主要作用是保护细胞不受毒素或致癌物之类的外部压力胁迫。这是一条古老的回路。2014 年，科罗拉多大学的研究人员在论文中将 Nrf2 通路称为"抗氧化、解毒和细胞防御基因表达的主要调控剂"。出于这些原因，围绕这一维持生命的通路的作用，尤其是它在阿尔茨海默病、帕金森病、多发性硬化症甚至自闭症等疾病中扮演什么样的角色，人们开展了大量研究。

　　但你不必等到身体报警才激活 Nrf2 通路。你可以通过从饮食中摄入特定成分和限制卡路里来打开通路。健康的 ω-3 脂肪 DHA（从多种鱼类身上都可找到）可直接作用于 Nrf2 通路，西蓝花、姜黄素、绿茶提取物和咖啡中发现的化合物也有同样的效果。你会在我的饮食方案中看到这些推荐成分。由于方案采用低碳水化合物加偶尔断食（我们很快会对它进行介绍）的方法，卡路里的摄入会自然而然地受到限制。

过去几年，科学家发现乳酸杆菌（这是一种有益菌，是组成肠道菌群的重要部分）能刺激 Nrf2 通路。在实验研究中，这些良性细菌允许动物激活 Nrf2 通路，打开保护性基因，回应压力。这说明了肠道细菌的真正力量。它们不仅参与创造了我们生存所需的重要物质，还创造了影响我们基因更好表达的环境。

我此前从未在自己的书里讨论过端粒的问题，但科学最终给了我们一些线索：它们的重要性如何，哪些因素会对它们造成不利影响。端粒是染色体末端的帽子。它们保护我们的基因，促成细胞的分裂，对我们的健康而言至关重要，它们也被认为掌握了我们怎样衰老、染病的秘密。例如，从大脑疾病的角度说，瑞典卡罗林斯卡学院（Karolinska Institute）的研究人员最近指出："端粒参与了（阿尔茨海默病）发展背后的实际活动机制……"

经研究证明，由心理压力或摄入过多糖及碳水化合物引起的氧化应激可缩短端粒，进而缩短人的寿命。端粒越短，我们老得越快。吸烟、接触污染物和肥胖也会引起氧化应激，缩短端粒。反过来说，我们可以通过有氧运动、减少糖的摄入、补充更多膳食纤维和增加 DHA 来保护端粒。本书介绍的方案将帮助你做到这一点。

## 保持生活的平衡

　　我们都希望生活变得更平衡，工作和休闲变得更和谐，有更强的力量去克服困难，尤其是意外的困难。我们都会碰到让人偏离正轨的事情，不管是身体上的挑战，还是心理上的挑战。我相信，只要你执行本书介绍的策略，就能享受到更好、更平衡的生活。好了，我们去看看规则吧。

# 第3章

# 饮食规则

你的身体是一台不可思议的动态自动控制机。它内嵌制衡系统，以保持平稳。比方说，仅仅因为有一天懒虫上身，没去锻炼，你不会一夜之间胖上 10 磅<sup>⊖</sup>。可身体不是这么运转的。在你根本意识不到的层面上，细胞交换每一秒都在进行，帮助维持你身体的整体平衡和优选设置——我们称之为"体内平衡"。用你的个性打个比方吧。尽管你碰到的日子有好也有坏，你的情绪有起也有落，但你的个性基本上保持在相对恒定的状态。

根据你的体验和你对待身体的方式，身体逐日变化，不过它往往有一条大致的基准线——在这一状态下，激素和其他生物分子流向应去的地方，神经元正常启动，免疫系统为你效劳而非和你对着干。然而，如果身体维持体内平衡的系统被压垮了，麻烦就来了。突然之间，我们也许发现自己很容易患上各种疾病。人每天的饮食选择为身体招来的攻击，是最容易攻克机能失调这扇大门的。

在你前进的过程中，我建议你用日志的形式来记录生活中发生的事情。你可以写下追求全新生活方式的原因，也可以写下你的想法、

---

⊖　1 磅≈0.453 千克。

目标，以及对你影响最大的事情、你是怎么做出决定的。试试能不能坚持记下你的感受和情绪，尤其是那些与食物和饮食相关的细节。当你因为过度疲劳或压力而茫然进食时，你就要注意了。寻找你的心理健康和日常生活选择之间的模式。你的态度和观点对日常决定和整体健康有很大影响，你可以学会把满足感、沮丧甚或失望作为自己成功之路上的动力。碰到糟糕的日子（这样的日子难免会出现），你要保持额外的警觉，以免棘手关头影响你的行为模式，妨碍你投入有益健康的活动。这种自觉有助于你做出积极改变，不至于因为看到自动贩卖机或者同事带来的一盒果冻甜甜圈就把持不住。

我希望你能学会一种可以长期持续的生活方式。眼下，我只请你充分利用我的建议，倾听身体有些什么样的感受和变化。你对每一天、每一顿饭、每一个想法都重新校准，随着时间的推移，你将会看到结果。好了，来，深呼吸，放轻松，准备去发现一个全新的自己吧。

现在，让我们进入训练场。学习饮食规则的时间到了：

- ⊙ 摒弃麸质（哪怕你不认为自己存在相关问题）。
- ⊙ 追求低碳水、高脂肪和高纤维。
- ⊙ 放弃糖（真糖、加工糖和人造糖）。
- ⊙ 避免转基因食品。
- ⊙ 当心蛋白质太多。
- ⊙ 拥抱神奇的鸡蛋。

## 摒弃麸质（哪怕你认为自己不存在相关问题）

我在《谷物大脑》中对麸质做了详细的介绍，把小麦、大麦和黑麦中发现的"黏性"蛋白质称为当今最主要的炎症成分之一。我提出，一方面，一小部分人口对麸质非常敏感，染上了腹腔疾病；另一方面，说不定几乎所有人都会对麸质产生负面反应，哪怕并未检测出来。如今，我的立场得到了多个优秀研究团队的验证，包括来自哈佛大学、约翰·霍普金斯大学、美国海军医疗中心和马里兰大学的一支科学家联盟，2015 年，他们公布了研究结果。当年，我的立场似乎过分大胆、激进，甚至荒唐、有争议，但自那以后，它一次又一次地得到了科学文献的肯定。请允许我呈现更多的细节，提供新近的证据。

麸质敏感（不论是否出现乳糜泻都算）推动了炎性细胞因子的产生，而炎性细胞因子是神经退行性疾病的关键因素。大脑是最易受炎症有害影响的器官之一。麸质敏感导致的下游炎症效应，通过肠漏症（肠道渗漏，无法阻挡毒害成分点燃免疫反应）抵达大脑。麸质是一种无声的毒药，因为它能在你不知不觉中导致持久的伤害。出现麸质敏感症状的人大多表现出腹痛、恶心、腹泻、便秘和肠胃紊乱等症状。他们也可能出现头痛、脑雾、吃过含有麸质的饭菜后感到异常疲劳、头昏眼花、整体失衡等神经症状。然而大多数人并没有明显症状，可身体某处（比如神经系统）已经遭到了无声的攻击。麸质效应有可能始于莫名其妙的头痛、慢性疲劳和焦虑，还有可能进一步恶化，变成更严重的疾病，比如抑郁症和痴呆症。肠漏症不一定全都会出现胃肠道症状，理解这一点很重要。我在第 2 章中解释过，这种情况可以表现为自身免疫性疾病、皮肤问题（如湿疹或牛皮癣）、心脏病，以及与大脑有关的各种问题。

没有乳糜泻症状的人是否可能对麸质敏感呢？从前围绕这个问题有过争论，但如今科学表了态。非乳糜泻麸质敏感（non-celiac gluten sensitivity，NCGS）最终成为得到主流医学接受的诊断。意大利的一群研究员在《临床胃肠病学和肝病学》（*Clinical Gastroenterology and*

*Hepatology*）杂志上新发表了一篇让人目瞪口呆的论文。他们按照最严格的规范（随机、双盲、安慰剂对照）开展了研究，对怀疑存在非乳糜泻麸质敏感的人施以低剂量麸质，判断其效应。参与者随机获得少许（略多于 4 克）的产品，一部分含有麸质（4 克麸质大约相当于两片小麦面包中的麸质含量），一部分不含麸质（大米淀粉）充当安慰剂，分别服用一周。在这一周的过程中，参与者并不知道自己是否正摄入麸质。然后，他们接受一周的无麸质饮食，再之后，两组参与者互换角色（也就是原先摄入含麸质的参与者改为食用不含麸质的食品，原先摄入不含麸质食品的参与者改食含麸质的食品）。研究人员发现麸质与肠道症状、嘴周刺激性，尤其是抑郁、脑雾之间存在明显的关系；这些都是非肠道症状。研究人员报道说："我们发现，摄入麸质组的整体症状评分明显高于安慰剂组。"

今天，尽管无麸质运动在食品制造商中抢下一块阵地，但麸质仍然无处不在。从小麦产品到冰激凌再到护手霜，它潜藏在每一样东西的背后。它甚至会作为添加剂，加入看似"健康的"无小麦产品中。我每天都从人们那里听到麸质带来的影响。不管是慢性头痛、焦虑，还是各种无法明确诊断的神经症状在折磨他们，我做的头一件事就是建议他们从饮食中彻底消除麸质。结果至今仍让我感到惊讶。我甚至不用提议做麸质过敏测试了。你简直必须按照"我就是麸质过敏、必需彻底避免摄入麸质"这样的立场来操作。

你务必要知道，麸质由两种主要的蛋白质——谷蛋白和醇溶蛋白构成。你既有可能是对这两种蛋白质之一敏感，也有可能是对构成醇溶蛋白的 12 种较小单位中的任何一种敏感。对它们产生反应，就会导致炎症。新近的研究经常提及醇溶蛋白，指出这种蛋白对肠黏膜具有破坏作用，诱发渗漏。哈佛大学博士阿莱西奥·法萨诺博士说："接触醇溶蛋白，提高了所有人的肠道渗漏性，不管当事人是否患有乳糜泻。"

2015 年，法萨诺博士发表了一篇里程碑式的论文，介绍了醇溶蛋白的破坏性有多强，它甚至可能是免疫性疾病和癌症的背后黑手。简言之，醇溶蛋白触发生成另一种名叫"连接蛋白"的蛋白质，分解肠黏膜，增加渗漏性。如你所知，一旦肠黏膜受损，本应待在肠道内的物质就会渗入血液，引发炎症。发现连接蛋白对身体的影响之后，研究人员受此启发，着手寻找以肠道渗漏性为特征的疾病。结果，他们发现大多数自身免疫性疾病，包括乳糜泻、类风湿关节炎、多发性硬化症、1 型糖尿病和炎症性肠病都以连接蛋白水平高得异常和肠漏症为特征。科学家让动物接触连接蛋白，受试动物几乎立刻患上 1 型糖尿病；连接蛋白诱发肠漏症，受试动物开始对胰岛细胞产生抗体。

对于那些尝试减重的人，麸质会妨碍他的身体这么做。说到底，超重和肥胖也根植于炎症。这是一条双向的马路：炎症助长体重增加，体重增加助长炎症。首先，血液中炎症因子升高（发炎的标志），导致胰岛素抵抗。这就解释了为什么患有其他炎性疾病的人罹患 2 型糖尿病的风险较高。其次，伴随着肥胖的发展，炎症在脂肪细胞中肆虐。诚然，身体脂肪的存在是有目的的；没有人能够彻底摆脱脂肪。单纯的脂肪并不是炎症组织，但超出健康身体所需的过量脂肪就有问题了，它引发了炎症的自循环。脂肪组织中的细胞内炎症进一步助长了胰岛素抵抗和体重增加。

大脑和肠道里产生的炎症会恶化事态。回想一下，瘦素控制食欲和新陈代谢。当炎症到达大脑（特别是下丘脑），会导致瘦素抵抗，从而损害葡萄糖和脂肪代谢。类似的情况也可能发生在肠道中：肠道炎症引起瘦素和胰岛素抵抗，原因主要在于毒素从肠道渗漏进入血液。尤其是肠道中由某些细菌产生的一种名叫脂多糖的毒素。一旦脂多糖穿透肠黏膜，不仅会引起炎症，还会导致肝脏中产生胰岛素抵抗，体重增加。

炎症与超重／肥胖之间还有其他关系。但我想提出的观点是，麸质会导致肠道渗漏，打开慢性炎症的大门，使人不可能完成减重的任务。有多少人在抛弃麸质之后体重大幅减轻，这样的故事多得我没法说清。我说过，写前几本书时，我并未料到这样的情形。

在 2015 年和 2016 年，新的研究浮出水面，揭示了麸质对微生物群落的破坏作用。原来，身体暴露于麸质中时，有可能从微生物群落变化开始，启动一连串不良反应。不用说，你一定要从生活里把这种成分给赶出去。在本书的第二部分，我会告诉你怎么做。

## 追求低碳水、高脂肪和高纤维

哪一种饮食对你更好呢，低碳水还是低脂肪呢？我们来看看最近的医学文献。2014 年，声誉卓著的《内科医学年鉴》（*Annals of Internal Medicine*）上发表了杜兰大学的一篇研究，148 名没有心血管疾病或糖尿病的肥胖男女，一半采用低脂肪饮食，一半采用低碳水饮食。研究对他们做了一年的跟踪。结果一目了然："低碳水饮食比低脂肪饮食能更有效地减肥、降低心血管危险因素。对努力想要减重、减少心血管危险因素的人来说，限制碳水或许是更合适的选择。"采用低碳水饮食的人，减重幅度更大，腰围缩得更多，改善了胆固醇状况（好的胆固醇更多，坏的胆固醇更少），甘油三酯（这是心血管疾病的强大危险因素）的水平急剧下降。

那么，为什么在一本探讨大脑健康的书里，我会强调心脏健康呢？第一，1/3 以上的美国成年人至少存在一种心血管疾病，而在所有的过世者里，1/3 的死因可归咎于心血管疾病。为照料患有心血管疾病的人，美国每年要花掉数千亿美元，到2030年预计将增加到1.48万亿美元。心血管疾病是美国最重要的一桩公共卫生挑战。第二，心血管疾病和肥胖是大脑疾病有据可查的危险因素。当然，它们的共同点都落在炎症上。事实上，在前述低碳水—低脂肪的研究中，采用低碳水饮食的人出现了C反应蛋白（这是血液内炎症的指标）水平降低的现象。然而，采用低脂肪饮食的人，C反应蛋白水平却出现上升。

在我看来，这些事实令人震惊。过去60多年，我们一再听说，脂肪导致肥胖，放弃传统脂肪（如橄榄油、椰子油、动物脂肪、坚果、牛油果和鸡蛋）改用加工制造的脂肪替代品，对我们的身体和腰围都更好。这使人们转向富含糖与合成脂肪的高碳水饮食，带来了灾难性后果。

几十年前公布的一项存在缺陷的研究，掀起了反脂肪运动。20世纪50年代，明尼苏达大学的安塞尔·基斯（Ancel Keys）博士决心证明，摄入某种脂肪（尤其是饱和脂肪和胆固醇）与心血管疾病之间存在相关性。他对各国心脏病发病率做了绘测。为寻找线性关系，他从图上删除了一些数据点，直到看出脂肪摄入量和心脏病之间的明确模式。他排除了存在明显矛盾的国家，比如荷兰、挪威，这些地方的人吃大量的脂肪，但很少有人患心脏病；又比如智利，虽然人们大多吃低脂肪饮食，但心脏病发病率很高。后世所知的这项"七国研究"，并未采用严谨的科学方法。然而基斯提出的概念却盛行开来，胆固醇当了坏人。

请允许我为这个所谓的"坏人"说几句话。胆固醇是大脑神经元正常运作必不可少的关键营养物质。它对建立细胞膜也至关重要。此外，对于维生素D等重要的大脑支持分子，以及与类固醇相关的激素（如睾酮和雌激素等性激素），胆固醇充当着它们的抗氧化剂和前体。

大脑需要大量的胆固醇作为燃料来源。所有最新的科学表明，如果胆固醇水平低，大脑根本不能正常工作。胆固醇低的人患上各类神经系统疾病（从抑郁症到痴呆症）的风险更大。

但是食品行业却让你朝着不同的方向思考。一旦胆固醇变成了坏人，食品行业的高管们就开始制造和行销氢化黄油样物质、加工植物油，以及用这些可怕成分制成的食品。他们把这些产品（富含危险的反式脂肪）打上"低胆固醇"或"无胆固醇"的标签。等人们从吃真正的食品转变成吃加工食品之后，麻烦就来了：根源于炎症的慢性疾病发生率越来越高，其中不少还是我们从前想要预防的疾病，比如糖尿病和心脏病。

最新的美国膳食指南不再支持我们应该限制摄入饱和脂肪的概念。事实上，2015 年新版指南公布时，大多数人（包括健康"专家"）都惊讶地发现，限制富含胆固醇食物的建议没有了，反而新增了对咖啡的认可，认为喝咖啡属于健康的饮食习惯。想想看！用促炎性的碳水化合物和糖代替饱和脂肪，竟然给我们的健康招来了最大的风险。我们必须把饱和脂肪重新迎回餐桌。我们还必须拥抱更多的天然脂肪，而不是害怕以脂肪为动力的饮食。与此同时，我们需要降低碳水化合物的摄入量。饱含麸质的高脂肪和高碳水饮食最糟糕；它们不仅破坏新陈代谢，还引发炎症，对肠道细菌产生大量影响。各种研究结果反复表明，搭配低碳水和更多的纤维，高脂肪饮食才能发挥作用，纤维越多越好。请记住，纤维饲养了肠道菌群，有助于肠道健康。

在第二部分中，基于近年来"地中海饮食预防作用研究"所得的结果，我会请你在饮食中多添加橄榄油。这些研究在西班牙展开，2015 年在美国医学会的会刊上发表，目的是评估地中海饮食及低脂饮食（这是对乳腺癌患者的推荐饮食）的效果。然而 2008 年以来，全世界乳腺癌的发病率增加了至少 20%。

地中海饮食富含营养、糖含量低，欢迎餐桌上出现丰富的脂肪。相关的研究覆盖了 4200 多名年龄为 60～80 岁的妇女，观测时间长达 6 年。这些妇女分为 3 组：第一组采用地中海饮食，并摄入额外的混合坚果。第二组也是地中海饮食，加入橄榄油。而第三组人采用低脂肪饮食。4.8 年后，3 组人当中确诊乳腺癌患者 35 例。地中海饮食并加混合坚果组的乳腺癌风险比低脂肪饮食组低 34%，而地中海饮食加橄榄油组的乳腺癌风险更是比低脂肪组低了 55%。

如果说通过饮食，你可以预防像癌症这么严重的疾病（一种根植于炎症的疾病），想想看，还有什么东西是你不能预防的？其他研究对地中海饮食预防作用研究项目做了回应，得出了相同的结论。特别是 2015 年发表在同一期刊上的一篇文章发现："补充橄榄油或坚果的地中海饮食与认知功能改善相关。"

在我看来，很明显，过去 100 多年里我们在饮食选择上的 180 度大转弯，是当代许多疾病的根源。随着我们从吃高脂肪、高纤维饮食变成摄入低脂肪、低纤维、高碳水饮食，许多慢性疾病（其中不少会对大脑造成影响）开始折磨我们。所以，做好准备，像我们那些靠狩猎采集生存的原始祖先那样进食吧。别再害怕摄入脂肪，甚至也别害怕胆固醇高的饱和脂肪。你需要减少碳水，增加脂肪和纤维。

## 抛弃糖（真正的糖、加工糖和人造糖）

几乎每一种包装食品里都含有糖。它们可能打着不同的标签：甘蔗糖、麦芽糖、结晶糖、浓缩甘蔗汁、焦糖、果糖、玉米糖浆……但总归都是糖（糖类有 60 多种名字）。美国人每天消耗 22 茶匙糖，每年消耗超过 130 磅。在过去 100 年里，水果的消耗量增加了 5 倍，但大部分是通过含高果糖玉米糖浆的高度加工食品这一形式消耗的。果糖涉及非酒精性脂肪性肝病（肝脏里积累脂肪，触发炎症）的发展，它还可能导致瘢痕和肝硬化。实际上，摄入果糖与胰岛素抵抗、高血脂、高血压相关。相较于葡萄糖，果糖导致黏稠的焦糖状蛋白质 / 碳水化合物聚合体（称为"晚期糖基化终末产物"，能导致氧化应激和炎症）的概率要高 7 倍。果糖不促进胰岛素和瘦素（这是调制代谢的两种关键激素）的生成，这是高果糖饮食可导致肥胖，其代谢后果可到达大脑并导致功能障碍的部分原因所在。事实上，糖会对我们的细胞膜、动脉、激素、免疫系统、肠道和整个神经系统产生不利影响。

### 放弃橙汁

　　你会喝着碳酸饮料吃早餐吗？兴许不会（虽然有些人会这么干）。我向观众提出这个问题时，紧接着又问：是橙汁好，还是普通的可口可乐或者百事可乐更好？人们都以为是前者，实际上，一瓶 12 盎司<sup>⊖</sup>的橙汁含有 36 克碳水化合物、9 茶匙的纯糖，跟一罐可口可乐大致相同。可橙汁不是还含有维生素 C 吗？抱歉，伙计们，维生素 C 绝对无法抵消这么多糖带来的破坏性影响。如果你认为自制橙汁更好，请记住：一般而言，榨水果汁是个坏主意。水果和蔬菜呈完整状态时，因为富含纤维，糖会缓慢释放到血液里，胰岛素的反应是有缓冲的。可把水果榨汁之后，纤维（也就是果肉）被挤出去了。

　　我们大多以为，用代糖和甜味剂（并且打着"天然产"旗号）等

---

⊖　1 美制液体盎司≈29.27 毫升。

代替精制糖，是对自己好，可它们其实是带着伪装的加工化学品。人工甜味剂有什么问题吗？人体无法消化它们，这就是它们没有热量的原因。但它们仍然必须穿过胃肠道。长期以来，我们都假设人工甜味剂大部分是惰性成分，对人的生理没有影响。事实远非如此。2014 年，《自然》(Nature) 杂志上发表了一篇日后被广为引用、有着转折点意义的论文，证明人造甜味剂影响肠道细菌，导致代谢功能障碍（如胰岛素抵抗和糖尿病）。厂商宣传人工甜味剂是超重、肥胖等时代病的解决之道，实际上它们却是幕后推手之一。

### 当心：流行的糖及甜味剂例子

| | |
|---|---|
| 提炼原蔗汁 | 葡萄糖 |
| 玉米糖浆 | 甜菜糖 |
| 高果糖玉米糖浆 | 原糖 |
| 结晶果糖 | 转化糖 |
| 果糖 | 阿斯巴甜 |
| 蔗糖 | 甜精 |
| 麦芽 | 糖精 |
| 麦芽糖 | 蔗糖素 |
| 麦芽糊精 | |

## 避免转基因食品

如今，有大量研究在考察转基因生物对我们的健康及环境的影响。转基因生物指的是接受了来自其他生物（包括细菌、病毒、植物和动物）DNA 基因工程改造的动植物。野生或传统杂交条件不会自然产生相应的遗传组合。转基因食品通常是为了对抗有害寄生虫或病毒，又或是为了培育具有所需特征的作物。例如，20 世纪 90 年代，环斑病毒摧毁了夏威夷近一半的木瓜作物。1998 年，科学家研发了一种基因工程版本的木瓜，名叫"彩虹木瓜"，对病毒具有抗性。如今，夏威夷种植的木瓜，70% 以上均为转基因品种。

　　玉米和大豆是美国最主要的两大转基因作物，转基因品种据统计占常规加工食品的 80%。全球 60 多个国家（包括澳大利亚、日本和欧盟所有国家）都对转基因产品的生产和销售有所限制，甚至彻底禁止。但在美国，政府认可转基因作物。问题在于：许多揭示转基因生物安全的研究，恰恰来自制造并从转基因作物中获利的企业。全美各地的民众进行游行，要求采用更准确的食品标签方案，以求能够选择退出所谓的"实验"。

转基因行业想要说服我们接受这种技术的优点，推出了各种基因改造食品。整个非洲种植的甘薯都经过了改造，可以抵抗一种特殊的病毒。水稻也经过了改造，旨在增加维生素和铁含量。经过基因改造的植物，可以抵御多种极端天气。水果和坚果树经基因改造后，能比正常条件下更早成熟。经过基因改造，香蕉甚至能产生适用于人类的乙型肝炎病毒疫苗。尤其是站在发展中国家粮食短缺的角度考虑，这一切听起来都很有潜力。但故事并未到此结束。没错，不是所有转基因生物在根子上都是坏的，但用来创造、养殖转基因生物的方法，有可能产生影响深远的后果，而其中不少后果，我们还不够了解。

　　举个例子，据说人类可以安全食用新品种 AquAdvantage 三文鱼（出自 AquaBounty 公司）。但 FDA 只研究了这种转基因鱼对环境的影响，没有人研究过它对人体的作用。我们知道，基因改造改变了特定的蛋白质，而我们摄入的蛋白质影响人类自己的基因表达。你找不到任何研究考察这种鱼对食用者的基因表达有何改变的资料。据美国食品安全中心高级政策分析师雅迪·汉森（Jaydee Hanson）说，"FDA的一贯做法就是在 AquaBounty 公司存在缺陷和偏差的研究上盖橡皮图章，并说自己的审查过程建立在科学的基础上。"汉森接着说，"FDA 对风险评估不足，有违实际情况，有违科学和公众的利益，它没有把消费者的健康和环境安全放在生物技术行业的企业利益之上。"

《消费者报告》（Consumer Report）发表了一篇对转基因生物进行严格审核的文章，引用社会责任医师委员会主席罗伯特·古尔德（Robert Gould）医生的话说："当下研究考察的期限都太短了，无法确定终身接触转基因生物造成的影响，故此，也就不能支持'转基因生物对人类健康不构成威胁'的主张。"他呼吁学界进行更多的研究，评估转基因生物的长期影响，尤其是，已经有动物研究表明，转基因食物可能会对免疫系统、肝脏和肾脏造成损害。他还指出，没有标签系统，妨碍了研究人员跟踪转基因生物的潜在健康影响。

除了担心转基因生物的基因改变对人类健康产生影响，还有一个很成问题的方面，那就是当前转基因食品的种植方法。农民不再以手工或机械方式给农田除草。他们现在向作物上喷洒化学除草剂草甘膦（也就是除草剂"农达"中的活性成分）。他们甚至在收割前不久也会使用这种化学品，以求获得更大的产量，并将之作为干燥剂，为新一轮的作物预备土壤。1974 年"农达"上市以来，美国农场工人已喷洒了 180 万吨草甘膦。全球范围内，共有 940 万吨化学品喷洒在农田上。据估计，到 2017 年，美国农民将向作物喷洒多达 135 万吨的草甘膦。⊖

---

⊖　本书英文版出版于 2016 年。

为了保护作物免受除草剂的影响，种子会先经过基因改造。在农业世界，这样的种子叫作"农达预处理"。采用"农达预处理"的转基因种子，农民就可大量使用草甘膦除草剂。这意味着转基因食品（以及常规农作物）必然是受到草甘膦污染的：草甘膦可谓21世纪的"烟草"，对人体健康有着严重损害。种植有机食品的农民，担心自己的农田也会受到污染。而草甘膦是一种对肠道甚至大脑全都有害的特殊毒药。

草甘膦的许多副作用，在极低剂量下也有所体现，这对此类东西存在安全接触量的概念提出了挑战。有关草甘膦的政治和生物学影响，可以写一整本书。但是，现在让我指出它与人类健康有关的主要问题。草甘膦具有以下危害：

- 这是一种强效抗生素，能大面积杀死肠道中的有益细菌，破坏人体的微生物菌群健康平衡；
- 模仿雌激素等激素，推动或刺激激素敏感性癌症的形成；
- 损害维生素D的功能，而维生素D是人体生理运转的重要参与者；
- 耗尽铁、钴、钼、铜等关键化学元素；
- 损害人的排毒能力；
- 损害色氨酸和酪氨酸的合成，这是生成蛋白质和神经递质的两种重要氨基酸。

如果过不了多久，研究揭示肥胖症可部分归咎于草甘膦的广泛使用和转基因食物的摄入（故此对肠道健康和微生物群落造成影响），我是一点儿也不会吃惊的。尽量避免接触带草甘膦的食物，这一点的重要性再怎么强调也不为过。我们在许多出人意料的地方，都能发现草甘膦的身影。例如，2015年，在美国医院广泛使用、为重症监护条件下的患儿提供营养的小安素配方里检测出了草甘膦。葡萄酒行业会用到它。由于棉花行业会施用草甘膦，所以连妇女卫生用品里都有它。

我们必须站起来抗议这项不可接受的实验。除非草甘膦得以禁用，否则你必须重视有机产品、散养动物食品和经检验为非转基因的产品。

大平原实验室（The Great Plains Laboratory，美国、加拿大和波多黎各可用）现可提供用于检测草甘膦的尿检，请拨打免费电话：800-288-0383。你应该考虑接受这一检测（更多信息请参见本书后文）。

## 当心蛋白质太多

想象你和朋友一起参加晚餐聚会。那天早上，报纸头条报道了与红肉相关的健康风险。这篇报道野火般传播开来，因为它来自哈佛大学公共卫生学院。按照该研究，在健康摄入量之外（和一叠纸牌的体积差不多大），每多摄入一份未加工的红肉，早亡风险就提升 13%；每天早晨吃一份加工过的红肉，比如一条热狗、两片培根或一道冷盘，早亡风险提高 20%。你喜欢吃牛排，但晚餐桌上有个素食主义者，他和你展开了辩论，现场气氛变得有点儿激烈。谁是对的？

人们经常问我吃肉是否健康。我刚才提到的哈佛大学研究并不是小规模研究，到目前为止，针对红肉与寿命之间的所谓联系，是规模最大、持续时间最长的一次研究。它囊括了来自两轮研究的数据，涉及 37 000 多名男性、83 600 名女性。研究对这些志愿者做了平均 24 年的跟踪，在此期间，共有 23 926 人过世，其中 5910 人死于心血管疾病，9464 人死于癌症。志愿者每 4 年提交一次饮食相关信息。一般来说，吃红肉最多的人，其死亡率要高于吃红肉最少的人。特别是，如果每天吃一次或几次肉，参与者的早亡风险会提高 18%，心血管致死风险提高 21%；男性癌症致死率提高 10%，女性提高 16%。这些分析考虑到了慢性疾病的各项风险因素，包括年龄、家族心脏病及癌症病史、身体质量指数和体力活动量。虽然这些发现有其价值，但它们并未说明完整情况。说到底，这无非是些统计联系。

如果吃红肉能将你的早亡风险提高 21%，这也许会激发你放弃牛排和培根，多吃豆制品。但我们要说的是多吃红肉和少吃红肉的风险。我们最好先看看绝对风险，这会大幅降低上述百分比（降到只有一位数）。再加上爱吃红肉的人往往还有其他一些重病风险因素（会大幅缩短寿命），把这个本就颇为复杂的故事变得更为复杂。虽然看似有偏见，但数据显示，吃太多红肉的人大多也会逃避锻炼、过度饮酒和吸烟。研究人员试图在研究中抵消不健康生活方式的影响，但发现死亡率和肉类消耗量仍然相关。然而变量这么多，很难筛选出站得住脚的有意义数据。要把这些统计数据应用到个人身上就更困难了。不健康选择的影响，是与你的起点做比较：也就是你的年龄、你养成特定习惯有多长时间、你从遗传角度讲有什么样的潜在风险因素。这就把水给搅得更浑了。

研究得出的一个重要结论是，如果把肉类摄入量限制在每天不到半份，死亡率就可以得到控制。也就是说，每星期吃不到三份半的肉。肉不一定是坏的，尤其是未加工的肉类。此外，还有一点享受红肉的关键：要选择高质量的肉，牲畜要未经抗生素治疗，不食用喷洒了草甘膦的转基因谷物。我敢打赌，如果有研究比较吃传统肉类和吃放养有机肉的人，哪怕这两组人群摄入同等数量的肉，也能发现其健康风险的差异！因为高品质的肉类还带来了高质量的脂肪。

我再来谈谈其他一些经常听到的误解。和你想的相反，低碳水并不意味着要高蛋白质。你不必每天吃肉。很多人认为，自己每天需要100 克以上的蛋白质，但实际上我们只需要大约一半的蛋白质。素食者常问我，他们是否摄入了足够的蛋白质，我向他们保证，从其他植物、豆类、鸡蛋、坚果和种子里，他们已经摄入了充分的蛋白质。你每天摄入的蛋白质不仅够用，甚至还可能太多。蛋白质是一切饮食的重要组成部分，但这并不意味着更好或者更健康。额外的蛋白质不会帮助你燃烧更多的脂肪，积蓄更多的肌肉，让你变得更强壮。如果你摄入的蛋白质太多，就吃了超过身体所需的卡路里，存储了更多的脂肪，并且要面对早亡的风险。

2014 年在全球多个食品安全中心进行的一项研究证明，减少蛋白质摄入对长寿有价值。研究持续了 18 年，摄入蛋白质最高的人死于癌症的风险增加 4 倍，死于糖尿病的风险增加 5 倍（注意，部分风险增加可以归结到动物蛋白摄入过多上）。但研究还发现：死于癌症的风险增加，主要见于 50～65 岁大量摄入蛋白质的人士。65 岁以上人士的趋势却是反过来的，癌症风险降低（但死于糖尿病的风险仍然高5 倍）。对此，我们应该怎样理解呢？研究的结论是："上述结果表明，中年人摄入少量蛋白质、老年人适当摄入高蛋白质，有可能对健康状况和寿命起到优化作用。"

按美国疾病预防控制中心的说法，我们只需要从蛋白质食物中获得一天所需卡路里的 10%～35%；对女性来说，这意味着大约 45 克蛋白质，男性 56 克。达到日摄入要求很简单，比如以下这样：一块 3 盎司⊖的肉，大约含有 21 克蛋白质（如果你吃了一块 8 盎司的肉，蛋白质含量就差不多超过 50 克了）。

---

⊖　1 盎司≈28.35 克。

## 更多并不更好：你需要的蛋白质比你想象的要少

低碳水并不意味着高蛋白质。谷物大脑完整生活计划呼吁每天摄入有限的蛋白质：女性不超过 45 克，男性不超过 56 克。

按照谷物大脑完整生活计划，你将照常享受美味的蛋白质，不会感到饥肠辘辘。为了获得恰当混合的各类蛋白质和氨基酸元素，你要把各种类型的蛋白质混着吃。有一种高质量蛋白质，你肯定和我一样喜欢——不可思议的蛋。

# 拥抱神奇的鸡蛋

鸡蛋是我饮食中的主要成分。鸡蛋吃完了，我会觉得心慌。但我不会因为它们是高胆固醇食物而感到心慌。请记住，这是个完全错误的观念：饮食胆固醇（如来自牛肉饱和脂肪中的胆固醇）会直接转化为血液胆固醇。科学从未把膳食动物脂肪、膳食胆固醇与血液胆固醇水平或冠心病风险挂钩。科学家尝试跟踪血液胆固醇和鸡蛋摄入之间的关系，总是发现：很少或不吃鸡蛋的人，其胆固醇水平和吃大量鸡蛋的人相同。你血液中 80% 以上的胆固醇是由肝脏产生的，和你想的相反，摄入胆固醇其实可以减少身体的胆固醇生成量。

鸡蛋（包括蛋黄）是一种无与伦比的食物。它们是便宜、营养丰富的万能金矿。我邀请你到我的网站（www.DrPerlmutter.com）上看一段有关鸡蛋的视频。整蛋包含了我们生存所需的所有氨基酸、维生素和矿物质，还有能保护我们眼睛的抗氧化剂。它们能对我们的生理状况产生深远的积极影响。它们不仅能让我们感觉腹中满满，而且能帮助我们控制血糖，抵挡各种疾病风险因素，如心脏病、癌症、大脑相关障碍等。

　　你会看到，我在完整生活计划里对鸡蛋做了强力推荐。我认为它们是开启新一天的完美方式；为你提供了脂肪和蛋白质的理想组合，奠定了你这一天的生理"基调"。请别害怕鸡蛋，尤其是"高胆固醇"的蛋黄。不过，和其他蛋白质来源一样，请仔细挑选鸡蛋。散养鸡蛋（也就是下蛋的鸡可以满地跑，吃植物、昆虫等野食，而非加工谷物）是最好的。它们的味道也更好！你可以拿鸡蛋做各种吃的。不管是煎、炒、烹、煮，还是用来做配菜，鸡蛋都是有着丰富用途的食材。

## 不仅仅是关于吃

　　本章强调了许多涉及营养的"规则"。但如你所见，它远超如此。光是通过食物，人无法让自己变得更健康。执行本章理念，能带给你很多方面的自由，但影响你健康和大脑疾病风险的因素还有很多：你在生活里怎样缓解压力，你晚上睡得好不好，你的服药习惯，你是否看重自己和身边的人。我会为你提供针对生活各个角度的实用工具和策略。现在我们将进入第二部分。

第二部分

# 谷物大脑完整生活计划概要

自从我彻底改变饮食和生活方式，投入低碳水、无麸质、高脂肪的怀抱，已经 15 个月了。最开始，我肉乎乎的，足有 225 磅重，现在减到了 198 磅，真让我高兴！在 30 天里，我一点一点地彻底断掉了糖、碳水和麸质。我连去健身房的频率都没增加（我去得很不规律，零零散散的），每星期就减重 3 磅。从前紧绷绷的牛仔裤，现在屁股部分变得松垮垮了，我只好用热水给它们再缩缩水。很长时间以来，我洗完澡，头一回喜欢上了镜子里的自己：天呐，我如今 40 岁，看上去比自己 20 岁时每天锻炼两小时那阵还要棒！

——帕蒂．L

# 第 4 章

## 着手：评估风险因素，了解数据，做好思想准备

是时候把科学转变为成功了。本书中，我已经向你介绍了很多信息。你了解了 21 世纪新提出的许多健康生物学理论，其中有一部分或许和你脑袋里固有的传统智慧是背道而驰的。如果你尚未按照这些信息着手改变，现在机会来了。在第二部分中，你将学到如何调整生活方式，让身体和大脑恢复到最佳状态。你会感到能量充沛、活力四射、慢性病症状大幅缓解。

乍看起来，调整生活方式，哪怕幅度很小，也叫人望而生畏。你该怎样改变原本的习惯呢？你会感到饥肠辘辘、难以自制吗？你是否发现自己永远跟不上这种新的生活方式？如果你有时间、也不乏意志力，这一程序是否可行？你能否像第二天性那样自觉地遵循这些准则？

深吸一口气。你很快就能获得更多的知识和灵感，让你在余生都沿着健康之路顺利前进。你越是坚持我的指导方针，就能越快看到结果。（一定要坚持啊！）请记住，除去显而易见的身体益处，这一程序还有其他许多好处。你可能首先会想到，它能让你不再害怕认知衰退，

但奖励还不止于此。你会看到自己生活的各个方面都在产生变化。你会更自信、更自强。你会感到年轻，对生活和未来有更强的控制感。你能轻松地穿越充满压力的紧张时期，拥有积极与他人互动的动力，在工作和家庭中获得更强的成就感。简而言之，你会觉得自己生产效率更高，生活更圆满。

这些成功，将孵化出更多的成功。等你的生活变得更好、更充实、更富活力时，你就再也不想回到原来那种不健康的生活方式了。我知道你做得到。你必须做到，这既是为了你自己，也是为了你所爱的人。回报太大了。

让我们快速浏览一下整个程序。

前奏：评估风险因素，了解自己的数据，做好思想准备。

⊙ 根据第 52 页的测验评估你的风险因素。

⊙ 根据第 54 页的指南完成实验室检验。

⊙ 关掉自动驾驶仪（见第 57 页），并考虑节食一天。

第一步：改进饮食和所服用的药物

⊙ 学习怎样排除饮食里的"坏蛋"，迎接有助于支持身体结构和功能的"英雄"（见第 67 页～第 76 页）。

⊙ 了解可在日常治疗方案里增加哪些补剂（见第 79 页），以及该尽量放弃哪些药物。

第二步：增加支持策略

⊙ 培养可持续的锻炼习惯（见第 93 页）。

⊙ 注意疼痛，特别是来自背部和膝盖的疼痛（见第 102 页）。

⊙ 为睡眠腾出空间（见第 105 页）。

⊙ 减轻压力、获得平静的四种简单方法（见第 111 页）。

⊙ 为实体环境排毒（见第 126 页）。

第三步：制订相应的计划

⊙ 知道什么时候吃饭（见第 132 页）、什么时候锻炼（见第 134 页）、
什么时候睡觉（见第 136 页）。训练自己做好日程安排，以便在时
间有限、责任众多的条件下达成目标。要态度坚决地贯彻自己的
日程安排，接受现实状况。

好，让我们切入前奏，为第一步挂上挡。

## 评估风险因素

下面的小测试能为你提供一些个人数据，帮助你认识自己罹患脑
部功能障碍和疾病（它们有可能表现为偏头痛、癫痫、情绪及运动障
碍、性功能障碍、注意力不集中，以及日后更严重的精神疾病）的风
险因素。

记住，身体里的器官和系统高度互联，彼此交织。如果这个测验
判断你对患上脑部疾病存在"高风险"，也就意味着你对患上其他各类
疾病存在较大风险，不管这些疾病本身是发生在脑部，还是不在脑部
（但与大脑相关）。

尽可能诚实地作答。如果你不知道答案，可以跳过。

1. 你患有抑郁症或慢性焦虑症吗？　　　　　　　　　　　是 / 否

2. 你是剖腹产出生的吗？　　　　　　　　　　　　　　　是 / 否

3. 你是否超重 20 磅以上？　　　　　　　　　　　　　　是 / 否

4. 过去一年里你至少吃过一次抗生素吗？　　　　　　　　是 / 否

5. 你会避免运动锻炼吗？　　　　　　　　　　　　　　　　是 / 否

6. 你每星期是否至少摄入一次人造甜味剂（苏打饮料、
   无糖口香糖，或其他标有"无糖"的食物和产品都含有
   人造甜味剂）？　　　　　　　　　　　　　　　　　　是 / 否

7. 你是低脂饮食吗？　　　　　　　　　　　　　　　　　是 / 否

8. 你是否确诊患有睡眠障碍或失眠症？　　　　　　　　　是 / 否

9. 你是否隔上一段时间就会因为胃灼热或胃食管反流而
   服用质子泵抑制剂（指奥美拉唑、埃索美拉唑、兰普
   拉唑等药物）？　　　　　　　　　　　　　　　　　　是 / 否

10. 你吃非有机玉米和大豆等转基因食品吗？　　　　　　是 / 否

11. 你感觉自己无法妥当地应对压力吗？　　　　　　　　是 / 否

12. 你有血亲确诊患有阿尔茨海默病或冠状动脉疾病吗？　是 / 否

13. 你的空腹血糖数值在 100 mg/dL 以上吗？　　　　　　是 / 否

14. 你是否确诊患有自身免疫性疾病（例如桥本甲状腺炎、
    克罗恩病、类风湿关节炎、系统性红斑狼疮、炎症性
    肠病、多发性硬化症、1 型糖尿病、寻常型银屑病、
    Graves 病等）？　　　　　　　　　　　　　　　　　是 / 否

15. 你有时会服用泻药吗？　　　　　　　　　　　　　　是 / 否

16. 你会每星期至少服用一次非甾体抗炎药（如布洛芬、
    萘普生等）吗？　　　　　　　　　　　　　　　　　是 / 否

17. 你患有 2 型糖尿病吗？　　　　　　　　　　　　　　是 / 否

18. 你是否会对日用品中常见的化学物质过敏？　　　　　是 / 否

19. 你对食物过敏或麸质过敏吗？　　　　　　　　　　　是 / 否

20. 你吃面包 / 面食和谷物吗？　　　　　　　　　　　　是 / 否

　　如果你发现自己对大多数问题的回答均为"是"，别惊慌。"是"越多，意味着你有越大的风险患上可能有损健康的生理疾病，但这并不是说你一定会得病。本书的核心目标就是帮助你获得前所未有的力量去主宰自己的健康。

## 了解数据：血中奥妙

　　我建议各位读者尽快安排以下实验室检验。在等待医生面诊、拿到结果期间，你当然可以开始这套程序，但了解了数据，不仅会激励你前进，还能帮助你在每项检验结果上设定目标。你会知道自己的生理弱点在哪里，以便关注并加以改进。

　　我在合适的地方列出了健康的目标水平。请注意，有一部分测试，传统医生通常来说不会替你做，所以你要寻求专业医学人员的帮助才能完成（细节情况请参考我的网站：www.DrPerlmutter.com）。

　　**空腹胰岛素**：如果本清单里你只能做一项检查，那一定得做这一项。了解这个数据非常重要，一般医院都能做该项检查。早在人患上糖尿病之前，空腹胰岛素水平就会上升，它暗示胰腺正忙着加班，处理饮食中过量的碳水化合物。这是一种非常有效的早期预警系统，可以预防糖尿病的发展，对预防脑部疾病也有极为重要的意义。这个数字最好是低于8 uIU/ ml（理想而言应低于3uIU/ml）。

　　**空腹血糖**：一种常用的诊断工具，用于检查糖尿病前期和糖尿病，该测试检验的是你至少8小时未进食后血液中的含糖（葡萄糖）量。正常水平为70～100mg/dL，但也不要上当。接近100mg/dL的血糖并不太正常。在这一水平上，你会表现出胰岛素抵抗和糖尿病的迹象，患上脑部疾病的风险也有所增加。理想而言，空腹血糖应低于 95mg/dL。

**糖化血红蛋白**：与空腹血糖测试不同，这一测试显示的是 90 天内的"平均"血糖，为整体血糖控制提供了更合适的指标。具体来说，它测量的是血红蛋白已经糖化的数量。如前所述，糖化仅仅意味着糖和蛋白质（本例中为血红蛋白）相结合。这是一个相对较慢的过程，但是糖化血红蛋白是阿尔茨海默病风险的有力预测因素，也是大脑萎缩的最大预测因素之一。良好的糖化值应为 4.8%～5.4%。请注意，这个数字的改善需要时间，所以一般而言每三四个月测量一次就够了。

**果糖胺**：与糖化血红蛋白检验类似，果糖胺检验测量的是平均血糖水平，只是时间较短（两三星期内）。果糖胺水平应为 188～223μmol/L。测试后两三星期内就可看到积极变化。

**草甘膦尿检**：你大概还记得，草甘膦是当今传统农业里广泛使用的除草剂"农达"（Roundup）里的有效成分。依靠堪萨斯大平原实验室提供的新型尿检，我们终于有了测试这一人造化学物质的办法。你可以通过 www.greatplainslaboratory.com 在线预约测试，让为你做检测的医疗人士帮你签署一份表格，和尿样同时提交。尿液中可检测的草甘膦水平最好为阴性（测量单位是 ug/L）。

**C 反应蛋白**：这是身体炎症的标志。正常值应为 0.00～3.00mg/L。C 反应蛋白指标要好几个月才能有所改善，但哪怕本程序仅仅执行了一个月，也很可能为你带来积极变化。

**高半胱氨酸**：身体产生的这种氨基酸水平较高，则与包括动脉粥样硬化（动脉狭窄和硬化）、心脏病、中风和痴呆在内的多种病症相关。现在一般认为，它对大脑有毒性。按照《新英格兰医学杂志》（*New England Journal of Medicine*）的介绍，高半胱氨酸水平仅为 14μmol/L（我的许多病人第一次检查时都超过了这一数值），就与患阿尔茨海默病的风险加倍相关（高半胱氨酸水平"升高"，指的是血液中含量高于 10μmol/L）。高半胱氨酸水平高，还会将端粒缩短的速度提高 3 倍，端粒指的是染色体末端保护基因的帽状结构，它的长度是人衰老速度的生物学指标。高半胱氨酸水平大多很容易改善（见下文）。正常水平应该是 8μmol/L 或更低。维生素 D 和 ω-3 脂肪都可以提高端粒酶（参与延长端粒的酶）的活性，延长端粒。许多药物会抑制 B 族维生素、提高高半胱氨酸，但大多数人可以通过补充一定的 B 族维生素和叶酸，纠正其水平。一般而言，我会让高半胱氨酸测试结果不佳的患者每天服用 50mg 维生素 $B_6$、800μg 叶酸和 500μg 维生素 $B_{12}$，隔大约 3 个月后重新测试。

**维生素 D**：如今被视为一种关键的大脑激素（请记住，它其实并不是维生素，详见后文）。有趣的是，维生素 D 水平更高，与端粒更长相关，这是一件好事。你的维生素 D 水平可能很低（正常值为 30～100ng/mL，但最好能达到 80ng/mL）。因为主要在室内活动、使用防晒霜，大多数美国人缺乏这种关键营养物质；生活在北半球的人最容易缺乏维生素 D。

因为身体提高维生素 D 水平需要时间，你先每隔一天摄

入 5000 国际单位（international units，IU）的维生素 D，两个
月后再测试体内水平。如果两个月之后，你的水平在 50ng/mL
或以下，那么每天再额外补充 5000IU，两个月后重新测试。
关键是要维持体内水平，剂量不太重要。不妨请保健医生帮
助你调整剂量，达到最佳水平。等达到最佳水平之后，每天
服用 2000IU 通常就足够维持健康水平了，但具体建议请咨询
医生。

按照我的建议做上几个月，最好能重复上述实验室测试，衡量改
进情况。相关参数可能需要一些时间才出现明显变化，但如果你严格
遵循这一计划，大概只需要几个星期就能感受到积极变化了，这能激
励你继续前进。

## 做好思想准备

我意识到，在这个转折点上，有些人也许会有点儿担心。考虑到
自我评估和前述实验室测验（但愿你已经完成，或是很快就会去做），
你说不定认为形势对自己不利。断绝碳水化合物的想法，增添了许多
不必要的压力。出于这个原因，我们要从三件事着手，让你下定决心，
做好前进的思想准备。我们要看一看哪些因素你可以控制和改变，好
让它们站到对你有利的方向去。

### 关掉自动驾驶仪

仪式、传统、习惯、套路，这些东西，所有人都有。它们中有一
些是好的，能帮助我们保持健康和体形。但还有一些会让我们跑错方

向，陷入困境。每天早晨醒来，觉得脑袋雾蒙蒙的，你没想太多就吃掉一顿富含碳水化合物的早餐，一整天都喝着苏打水和咖啡跑来跑去，回到家里筋疲力尽，只希望自己还有精力锻炼身体，你坐在电视机前茫然地吃完晚饭，一头栽进床上。你的一天是不是这样？你的生活是否已经变成了自动执行，毫无缝隙地、单调地从这一天切入那一天？

如果是这样，别感觉不好。你读这本书，就是为了摆脱困境——跳出长远来看不那么舒适的"舒适区"。你不希望未来5～10年看着镜子里胖了20磅、可怜100倍的自己，也不希望这一路走去经历严重的健康问题——如果你现在还没出问题的话。照我猜，你有自己的套路：最喜欢的食物、最喜欢的餐馆、日常的习惯和生活中方方面面的捷径。现在，是时候唤醒一种全新的生活了。

学习怎样关掉自动驾驶仪非常重要。在本书的剩下部分，我将帮助你借助策略完成这件事。一旦你开始以下几项：①调整饮食和药物；②补充支持策略；③制订相应计划，你就逐渐放弃了"自动驾驶仪"，转入更充实、更有活力的生活了。如果你能先来一轮禁食，接着再用冷火鸡法断绝碳水，强行启动计划，关掉身体里的若干开关，你的自动驾驶仪也会"自动"下线。

### 速度与激情、禁食与狂怒（你应该用禁食强行启动吗）

如果你继续采用惯常的饮食，那么总有一天，或许会有人告诉你，为了保持新陈代谢的正常运转，你需要少吃多餐，每天吃上五六顿小份健康餐。你被说服了，相信这样吃有助于卡路里的燃烧，些许的饥饿感也会触发体内警报，存储脂肪，减缓新陈代谢。

在技术进步方面，我们或许已经走了很长的路；但从进化的角度看，我们的 DNA 和以狩猎采集为生的祖先没有太多不同。和你听说的故事相反，我们的祖先并不每天吃 6 顿饭。对他们来说，不是大搞宴席，就是碰上了饥荒。他们得有忍受长时间没东西可吃的能力。

柏拉图说："我斋戒是为了更高的身体和精神效率。"他说的没错。马克·吐温说："对一个普通的病人来说，稍微有点儿饿的作用，比最好的药品、最好的医生都要强。"许多宗教都鼓励禁食，认为这是一种灵性的实践。伊斯兰教有斋月，犹太人有赎罪日禁食，基督教、印度教、佛教和道教也都有持续数百年的不同禁食传统。虽然禁食有许多不同的类型，但一般而言，禁食有一个共同点：要求人在一段时间里不吃东西，或减少酒水和食物。

禁食是一种身体重启新陈代谢、促进减重，甚至提升神志清晰度和洞察力的古老方法。（最后一点符合进化的视角：食物稀缺时，我们的脑筋需要转得更快、更灵光，这样才能找到下一顿饭！）禁食有益的科学证据越来越多。20 世纪初，医生开始推荐它来治疗各种疾病，如糖尿病、肥胖和癫痫。今天，有大量研究表明，间歇性禁食（从季节性禁食若干天，到一个星期特定日子跳过一两顿饭）可以提高寿命，延缓痴呆症和癌症等减寿疾病的发作。尽管民间智慧说，禁食能减缓新陈代谢，强迫身体在面对饥饿模式时保留脂肪，但它实际上为身体带来了加快减重速度、提升减重幅度的好处。

通常，我们的日常食物消耗会为大脑提供葡萄糖充当燃料。在每顿饭之间，大脑接收到糖原（主要储存在肝脏和肌肉中）构成的稳定葡萄糖流。但糖原储备只能提供这么多葡萄糖。一旦耗尽，我们的新陈代谢就会转变，从主要来自肌肉的蛋白质里提取氨基酸，产生新的葡萄糖分子。从好的方面来说，我们得到了更多的葡萄糖；但从不好的一面说，它是以牺牲肌肉为代价的。肌肉分解可不是一件好事。

幸运的是，我们的生理结构提供了另一条为大脑供能的途径。当葡萄糖等快速能量来源无法再用于满足身体的能量需求时，肝脏便利用身体脂肪来制造酮，这是我在第一部分中介绍过的特殊分子。尤其有一种酮扮演了主要角色：β-羟基丁酸（beta-HBA）。β-羟基丁酸充当了一种特殊的大脑燃料来源。这种替代燃料源让我们能在食物短缺的过程中更长时间地展开认知运作。它有助于减少我们对糖异生的依赖，保持肌肉的体积。糖异生是身体将非碳水来源（如来自肌肉的氨基酸）转化为葡萄糖的过程。如果我们可以避免分解肌肉来燃烧，而是在酮（尤其是β-羟基丁酸）的帮助下，动用脂肪储备，这就很好。禁食是实现这一目标的一种方式。

禁食还强化了我在第2章中讨论的 Nrf2 通路，从而提高排毒、减少炎症、增加大脑保护性抗氧化剂的生成。

尽管我介绍了禁食这么多好处，但这种做法带来的一个最好的结果（尤其是在本项目的前期）是，它能帮助你为本次饮食计划做好精神上的准备。如果你担心一夜之间大幅减少碳水摄入量会有些什么后果，那么我简直想不出还有什么办法比执行本计划之前禁食24小时能更好地武装你的思想（和身体）了。我还建议，不管你的身体状况和既往病史如何，不妨在禁食前找医生先做个检查。比方说，如果你正在服用药物，你需要问清禁食期间是否可以继续服药。

所以，除非你因为病情无法禁食，否则请按照以下步骤把它设定为目标。

**禁食一整天**：在你开始14天饮食计划（见第162页）之前，用24小时只喝水来奠定心理和生理上的基础，接着再吃第一顿饭。星期六禁食（即最后一餐是星期五的晚餐），而后从星期天早上开始饮食计划，这对许多人是很合适的。

如果你故态复萌，24 小时禁食也是重新回到本计划的好办法。

**每隔一阵跳过早餐**：身体会在适度的生酮状态中苏醒。如果跳过早餐，那么你可以在吃午饭前保持几个小时这种状态。试试每星期跳过一两次早餐。我会请你在为期 14 天的饮食计划里这么做。如果我请你跳过早餐的日子不太适合，你可以在合适的时候从一星期里选择其他的一两天。

**禁食整整 72 小时**：每年 4 次，每次延长禁食至 72 小时，在此期间只喝纯水。如你所想，这类禁食更为激烈，所以在尝试之前，务必保证自己已经试过几次 24 小时的禁食。在换季时期（如 9 月、12 月、3 月和 6 月的最后一星期）禁食，是一种值得坚持的良好做法。

## 冷火鸡（断绝碳水化合物）

好的，第一步你差不多已经做好准备了。我知道你在想什么。猛地彻底断绝碳水的冷火鸡方式，想想都让人害怕。我想分享一下珍 . Z 的故事，然后给出一些建议。

我叫珍，54 岁，在颇长的岁月里，我一直在对付若干很成问题的疾病。我的体重超标，从来没能成功地减下来，我慢性疲劳，很难集中精神，还出现了白癜风这种自身免疫性皮肤病，皮肤不再产生色素。出现这些问题几年后，我被确诊患有转移性黑色素瘤，接受了手术，以及非常激进的化疗和免疫疗法。治疗癌症让我的神经、皮肤受损严重，我完全没有精力，关节疼得厉害，简直没法走路，而且脑力不支。

我不记得从前知道的事情，没法对任何事情全神贯注。

　　我做了一番研究，想弄清楚这种状态会持续多久。我得出结论，这将是我的新常态，只能对付过去。我是个狂热的骑手，这让我感觉自己付出的一切努力都被剥夺了。

　　大约7个月前的一天，一位朋友给我看了一篇文章，说的是有个医生被确诊患有第四期脑癌，无法治疗。为了活下去，他发现了低碳水生活方式。我说生活方式，因为它不是随时能改的一种饮食习惯，而是一种新的生活方式。当时，我正在想办法重获部分健康，以免再次进行癌症治疗，所以我认为自己不妨试试看。这种新生活方式的抗癌版非常极端，但物有所值！最初两个星期对食物的渴望很难熬，我的身体也在调整适应新的饮食之道，但我能察觉变化正在一点一点地出现，而且是好的转变。我干脆来了冷火鸡戒断法，彻底地！

　　不管怎么说，我的感觉比此前的20多年都要好。我的大脑运转得比从前更好，遭化疗破坏的神经得以再生，医生告诉我会逐渐恶化的皮肤病也开始逆转，我精力充沛，已经开始重新驯马了。最重要的是，这3年里，我的癌症没有复发，体重几乎保持在了最佳状态。我必须说，最开始投入这套计划并不简单，可一旦你弄清楚该怎么办（要读的食品标签太多了），它会一天一天地容易起来。

绝大多数人用冷火鸡法断绝碳水化合物不会碰到任何问题。但对有些人，尤其是碳水化合物在饮食中所占比例很大的人来说可能很难。如果你在计划头几天里出现情绪波动、精力水平下降和强烈的渴望，一定要耐心。这些影响是暂时的，第一个星期里就会消失。你的思维会变清晰，精力水平将暴涨，你会意识到这个决定有多么重要。你永远不会想回头。要承担起放弃令人上瘾的碳水这桩任务，以下还有一些额外的思路可供考虑。

**利用你的动力**：糖和毒品（或药物）有很多共同点。对两者的渴望，都作用于相同的神经化学通路，这就是为什么放弃以加工碳水化合物的形式出现的药物和糖，有可能带来不必要的戒断效应（尽管放弃糖比放弃大多数毒品要容易）。如我所说，许多人断绝碳水化合物不会太难，但你也许会体验到对糖的一阵短暂"渴望"，你可能会焦虑、头痛、精力低下，甚至这儿疼那儿痛的。这很正常。如果你知道这种不适只是身体断绝成瘾物质的一种自然副作用，你就可以运用这一认识来消除恐惧和沮丧，把它变成你动力和意志力的源头。提醒自己，这些效应是暂时的，不会持续很久。当你感觉不舒服，迫切地想吃富含碳水的食物，就好像有老朋友在召唤你，你要把这种冲动给安抚下去。你不应让碳水像毒品那样控制你。想想看，等你把它们从饮食中抛弃掉，你会感觉好得多。

**给自己留条变通之道**：我们还是诚实点儿。从富含碳水的饮食一夜之间变成少碳水饮食，是一种重大的生活方式改变。承认这一点吧。承认这种新的饮食方式可能要花点时间才能习惯，这没关系。在过渡的最初几天，给自己准备些还击的弹药，这样，当渴望袭来，你手头总有高质量的零食，比如坚果、坚果黄油、牛肉干、美味的奶酪、煮熟的鸡蛋和美味的蘸水蔬菜（见第160页，了解更多零食的点子）。别忙着计算卡路里，或是担心自己吃了太多零食。你只是靠零食完成过渡期而已，我保证，你将变得更健康、更快乐、更轻盈——而且渴望会很快消失。

**躲开诱惑**：与你最喜欢的一些餐馆说再见吧。碳水过渡期最困难的部分就在开头。别去光顾餐馆和美食广场，你明知道自己在那里会受到诱惑，很难找到符合这种新生活方式的东西，这是在为难自己。要从一开始就避免不必要的诱惑，才能为成功奠定基础。当然，一切都在理性范围内。你有承诺要完成，有要做的事情，比如孩子学校有活动、你有工作、你有个人和社交的需求。生活就在你身边，所以你得当心。设计好你新生活方式的起点，等你知道自己能够真正上路的时候再开始。如果星期五上午你要参加一顿与工作相关的早餐会，你知道这天的自助餐一定会有煎饼、甜甜圈和华夫饼，那就放过它，从星期六开始执行新的饮食计划。在为期14天的计划里，带着午餐去上班，这样你就可以稳妥地控制，不必对着不健康的选择左右为难。

**承担挑战**：今天就做出承诺——你会永远坚持低碳水生活方式。这或许是你为自己的健康做下的最佳决定。但如果你重新回到原来的老路上，好处是无法持久的。如果你跑偏了，你的身体也会跑偏——过上差不多两个月，它就又恢复原来的状态了（就跟从完美身材变到完全走形所用的时间一样）。所以，执行步骤之前，问问自己为什么要改变。诚实地把原因写下来。然后继续前进，给自己拍张自拍照。在日历上打个记号，记下你开始的日子。那就是你接受挑战的日子，你要对自己的健康做出真正的承诺。这不是短期的饮食习惯，而是整个人生的改变。你的身体，以及你的未来，都会爱上它。

**相信自己，就算别人不信你**：采用这种新生活方式之后，你会遇到支持它的人，也会遇到一些想要搞破坏的人。有些人会对你新的饮食选择表现出好奇，有些人会嘲笑你，或者说你不明真相、脑袋有问题，简直是发疯。说不定你最好的朋友和家人也包括在内。要做好准备去迎接这些往往很尴尬的棘手遭遇。当你拒绝亲戚递来的感恩节南瓜派，还有餐桌上的其他所有菜肴时，你得知道自己该说些什么："我正在尝试这种全新的饮食习惯，我感觉太好了，不想半途而废；这样一来，有些东西我就没法吃了。你们要不要往下听？"谈话和信息能带来他人的理解。尽管你还是会面对一些保持怀疑态度的人，别让他们打垮你。他们或许会感到震惊，大家一起吃午饭你竟然连块比萨或三明治都不吃，但你要强势，轻松惬意地坚持自己的决定。你的目标是成为最健康的自己。人们总爱吹毛求疵。我敢打赌，一旦你习惯了抵挡那些唱反调的人，好好解释清楚，他们很快就会顺着你的步调走了。

记住，开始这套新计划之前最好问问医生，尤其是如果你本来就有些健康问题，正在服用处方药的时候。要是你选择从禁食 24 小时入手，这么做就更重要了。随着你投入这种新的生活方式，你将实现以下重要目标：

⊙ 通过所吃食物，为身体（包括微生物和大脑）引入新的滋养。
⊙ 通过恰当混合的补剂（包括益生菌），支持整个身体的结构和功能。
⊙ 为计划添加补充策略：专注于更多的身体动作、平静的睡眠、关注情绪、做好自我照料工作、清理身体环境。

规则你知道了。目标你知道了。支持这两者的数据，你也知道了。你已经做好准备了。让我们进入第一步。

# 第 5 章

# 第一步：改进饮食和所服用的药物

这种饮食到底允许吃些什么呢？第三部分的菜单计划和食谱将帮助你恪守预定方案，但在这里，我可以给你一份速查表，指导你进行购物，规划伙食。我还会告诉你怎样选择正确的补剂，补充饮食，并尽量避免某些药物。

## 盘点厨房

"谷物大脑完整生活计划"要求你主食多吃大地出产的富含纤维和营养、带颜色的完整水果和蔬菜，以蛋白质作为配菜。这一点我一定要再做强调：低碳水饮食不仅仅是吃大量的肉和其他蛋白质。相反，低碳水的餐盘上包含了大量的蔬菜（占3/4），蛋白质只有3～4盎司（一天不超过8盎司或56克蛋白质）。你将获得蛋白质里天然蕴含的脂肪，也会从用来处理食材的成分（比如黄油、橄榄油、坚果和种子）中获得脂肪。这种饮食最棒的地方就在于，你不必刻意控制食量。只要遵循这些指导原则，你天然的食欲控制系统就会挂上挡位，只吃身体和能量所需的恰当分量。

"坏蛋"（不能吃）

为这种饮食方式做准备期间，首先要做的就是清除不需要摄入的东西。请先删除以下物品。

**所有的麸质源**，包括全谷物和全麦的面包、面条、面饼、糕点、烘焙点心和谷类。以下成分也有可能暗藏麸质，应尽量清除出厨房（检查标签，确保其他产品不含此类成分）。

| | |
|---|---|
| 罐头烤豆 | 全麦粉 |
| 大麦 | 调味卤汁 |
| 啤酒 | 热狗 |
| 蓝纹奶酪 | 水解液 |
| 面包食品 | 水解麦芽提取物 |
| 糙米糖浆 | 冰激凌 |
| 干小麦 | 仿蟹肉、培根等 |
| 环糊精 | 即冲热饮 |
| 麦芽糊精 | 黑麦 |
| 素蛋粉 | 沙拉酱 |
| 能量棒（除非有无麸质认证） | 香肠 |
| 淀粉 | 麦麸 |
| 腌泡汁 | 粗粒小麦粉 |
| 发酵谷物提取物 | 汤 |
| 调味咖啡和茶 | 大豆蛋白 |
| 炸薯条（冷冻前经常会撒上面粉） | 大豆酱和照烧酱 |
| 油炸蔬菜 / 天妇罗 | 斯佩耳特小麦 |
| 水果果酱和布丁 | 塔博勒色拉 |

什锦干果

黑小麦

清汤／肉汤（市场销售的那种
　制成品）

焦糖色（多由大麦制成）

谷物

巧克力牛奶（市场销售制成品）

冷切肉

圣餐饼

蒸粗麦粉

卡姆小麦

番茄酱

麦芽／麦芽调味品

大麦醋

麦芽糖糊精

无酵饼

蛋黄酱（除非有无麸质认证）

肉丸、肉糜卷

食用变性淀粉

奶精

燕麦麸（除非有无麸质认证）

燕麦（除非有无麸质认证）

植物鞘氨醇提取物

加工奶酪（如 Velveeta）

干坚果炒货

麦根沙士（根汁汽水、根啤）

普通小麦（Triticum aestivum，
　以及 Triticum vulgare）

植物蛋白（水解植物蛋白，
　植物组织蛋白）

蔬菜汉堡

伏特加

小麦（wheat）

小麦胚芽

葡萄酒类果汁饮品

酵母提取物

要特别注意带"无麸质"或"无麸质认证"标签的食品。虽然
FDA 2013 年 8 月发布了一项规定，对食品标签上的"麸质"一词做
了定义（任何带无麸质标签的食品，所含麸质不得超过百万分之 20），
但遵守规定、对陈述真实性负责到底的还是制造商。上面列出的部分
食物，如能量棒和蛋黄酱，确实有一些带无麸质认证的高品质品牌，
但你得自己做好功课。例如，无麸质能量棒可能含有许多你不想碰的

糖和人造成分。食物带有"无麸质"和"有机"标签，并不意味着它符合我的指导方针。这样的产品有可能让你实践本套计划、获得健康益处的努力前功尽弃。

　　带着"无麸质"标签的许多食物，本来就不含麸质（如水、水果、蔬菜、鸡蛋）。但是"无麸质"这个词并不代表食物是有机的、低碳的或是健康的。事实上，食品制造商会在加工产品上使用这一标签，将产品中原本的麸质替换为玉米淀粉、玉米粉、米淀粉、马铃薯淀粉或木薯淀粉等其他成分，而所有这些成分有可能是同样有害的。这些加工淀粉也许是过敏源，助长炎症。

**所有加工碳水、糖和淀粉**

| | |
|---|---|
| 龙舌兰 | 蜂蜜 |
| 蛋糕 | 果酱 / 果冻蜜饯 |
| 糖果 | 果汁 |
| 薯片 | 枫糖浆 |
| 曲奇 | 松饼 |
| 玉米糖浆 | 糕点 |
| 饼干 | 比萨面团 |
| 甜甜圈 | 软性饮料 / 苏打水 |
| 水果干 | 运动饮料 |
| 能量棒 | 糖（白糖和红糖） |
| 油炸食品 | 含糖零食 |
| 冻酸奶 / 冰冻果子露 | |

**大多数淀粉类蔬菜和生长在地下的蔬菜**

| | |
|---|---|
| 甜菜 | 土豆 |
| 玉米 | 红薯 |
| 豌豆 | 山药 |

带**"无脂"**或**"低脂肪"**标签的包装食品：除非它们真正无脂或低脂，属于本计划，如水、芥末和香醋。

**人造黄油、植物起酥油、反式脂肪（氢化和部分氢化油），任何商业品牌的烹饪油（大豆、玉米、棉籽、油菜籽、花生、红花、葡萄籽、向日葵、米糠和小麦胚芽油）**：哪怕它们是有机的，也要避免。人们经常误以为蔬菜油真的来自蔬菜。并不是这样。这个词的误导性太强了，它是很久以前留下来的传统，那时候食品制造商还需要区分哪些脂肪来自动物、哪些来自植物。这些油大多来自玉米、种子等谷物，或大豆等其他植物。它们高度精炼，在化学性质上都改变了。如今，大多数美国人从这些油中获取脂肪，而它们富含促炎性的 ω-6 脂肪（与抗炎性的 ω-3 脂肪相对）。不要摄入它们。

**非发酵大豆（如豆腐和豆浆）和大豆制成的加工食品**：在成分清单里寻找"大豆分离蛋白"；避免大豆奶酪、大豆汉堡、大豆热狗、大豆鸡块、大豆冰激凌、大豆酸奶。请注意，虽然一些天然酿造的大豆酱从技术角度来说无麸质，但是许多商业品牌都含有微量麸质。如果你需要在烹饪中使用酱油，请使用百分之百由大豆和小麦制成的日本酱油。

## "英雄"（多吃）

首先记得尽可能选择有机食品和非转基因食品，这样可以帮助你避开容易让人拉肚子、变胖的草甘膦。选择无抗生素、草饲、百分之百有机的牛肉和家禽。这很关键，因为"草饲"不一定意味着"有机"。购买草饲肉品时，请查看美国农业部的有机认证。购买家禽时，也要找放养禽类，同样经过美国农业部的认证。这就是说，家禽是在鲜活的草地上养殖的，除了饲料，它们可以还吃各种草、植物和昆虫。购买鱼类时，请选择野生品种，这类鱼体内的毒素往往比渔场养殖的鱼要少。

提防"天然"这个词。FDA 对这个词没有做完整定义，只规定它可用于不含添加颜色、人工香料或合成物质的食物。但请注意，"天然"并不意味着"有机"，也不一定意味着食物是健康的。例如，它仍然富含食糖。看到"天然"这个词，请务必仔细阅读成分清单。

**蔬菜**

| | |
|---|---|
| 苜蓿芽 | 甘蓝球芽 |
| 洋蓟 | 卷心菜 |
| 芦笋 | 花椰菜 |
| 白菜 | 芹菜 |
| 西蓝花 | 甜菜 |
| 羽衣甘蓝 | 洋葱 |
| 球茎茴香 | 欧芹 |
| 大蒜 | 小萝卜 |
| 生姜 | 青葱 |
| 绿豆 | 大葱 |
| 豆薯 | 菠菜 |

| | |
|---|---|
| 甘蓝菜 | 红萝卜 |
| 绿叶蔬菜和莴苣 | 荸荠 |
| 韭葱 | 豆瓣菜 |
| 蘑菇 | |

## 低糖蔬果

| | |
|---|---|
| 牛油果 | 青柠 |
| 柿子椒、灯笼椒 | 南瓜 |
| 黄瓜 | 南瓜类蔬菜 |
| 茄子 | 西红柿 |
| 柠檬 | 绿皮西葫芦 |

## 发酵食品

| | |
|---|---|
| 发酵的肉、鱼和鸡蛋 | 活菌酸奶 |
| 开菲尔酸乳酒 | 腌制的水果和蔬菜 |
| 韩国泡菜 | 德国泡菜 |

## 健康脂肪

| | |
|---|---|
| 杏仁奶 | 中链甘油三酯（MCT）油（通常衍生自椰子油和棕榈油） |
| 牛油果油 | 坚果和坚果黄油 |
| 奶酪（蓝纹奶酪除外） | 椰子油（见下面的注意事项） |
| 椰子 | 橄榄 |
| 初榨橄榄油 | 种子（亚麻籽、向日葵籽、南瓜子、芝麻籽、奇异籽） |
| 酥油 | 芝麻油 |
| 草饲油脂、有机或草饲的黄油 | |

关于椰子油的注意事项：这种大脑超级燃料还可减轻炎症。科学文献中已知它有助于预防和治疗神经变性疾病。准备餐点时多用它。椰子油是热稳定的，所以高温烹饪时请用它而不是橄榄油。（如果你不喜欢用它烹饪，也可以直接喝一两茶匙作为补充——见第 80 页。）椰子油也是中链甘油三酯（这是饱和脂肪酸的优良形式）的重要来源，你还可以把它加入咖啡和茶。

**蛋白质**

草饲肉类和家禽（牛肉、羊肉、动物肝脏、野牛肉、鸡肉、火鸡肉、鸭肉、鸵鸟肉、小牛肉）

贝类及软体动物（虾、螃蟹、龙虾、贻贝、蛤蜊、牡蛎）

整蛋

野生鱼（三文鱼、黑鳕鱼、鲯鳅鱼、石斑鱼、鲱鱼、鳟鱼、沙丁鱼）

野味

**草药、作料和调味品**

发酵调味品（发酵蛋黄酱、辣椒酱、开胃小菜、牛油果酱、沙拉酱和水果酸辣酱）

山根酱

芥末

萨尔萨辣酱（如不含麸质、小麦、大豆和糖）

橄榄酱

请注意：从技术上说，酸奶是发酵乳制品，但加工过程中往往会失去益生菌活力。不过，一些制造商在加工的最后阶段加入益生菌；

请寻找标签上注明了这一点（"添加益生菌"）的品牌。

**可以偶尔吃上几次的其他食物（每天一次，量少许；理想而言一星期吃几次就行了）**

胡萝卜

牛奶和奶油：可少量用于做菜、咖啡和茶中

豆类（青豆、扁豆、豌豆）：可酌情摄取，特例是鹰嘴豆和鹰嘴豆泥，只要是有机的，这两种东西都挺好。注意使用了大量添加剂和无机成分的商业加工鹰嘴豆泥。经典的鹰嘴豆泥仅含有鹰嘴豆、芝麻酱、橄榄油、柠檬汁、大蒜、盐和胡椒。

无麸质谷物：

⊙ 苋菜　　　　　　　　⊙ 大米（糙米、精米和野生稻米）

⊙ 荞麦　　　　　　　　⊙ 画眉草（一种非洲出产的粮食作物）

⊙ 小米　　　　　　　　⊙ 欧洲萝卜

⊙ 高粱

有关燕麦的注意事项：请确保所购燕麦为无麸质；有些燕麦来自加工小麦产品的工厂，故此会有所污染。我一般建议限制无麸质谷物的摄入，因为它们需要经过加工以供人类食用（如将完整的燕麦进行碾磨，处理大米以便包装），在此过程中，它们的物理结构发生了变化，有可能会提高触发炎症反应的风险。

**甜味剂：**天然甜菊糖和巧克力（至少含75%可可）。

**完整的甜水果：**浆果最好；对杏、芒果、甜瓜、木瓜、李子（或梅子）和菠萝等含糖水果要特别谨慎。

**留心标签**

美国农业部的有机标志意味着一种食物是未使用合成农药、非转基因或使用石油制化肥生产的。对有机肉类和乳制品来说，这种标志意味着它们来自有机、素食饲料的动物，没使用过抗生素或激素治疗，可以接触户外。如果产品由 100% 有机成分制成，可以说是"100% 有机"。光有"有机"这个词，意味着食物由至少 95% 的有机成分制成。

"用有机成分制造"表示该产品是由至少 70% 的有机成分制成，其余 30% 也有限制，包括没有转基因。与"天然"一词相同，"有机"并不意味着健康。如今超市货架上摆着许多有机垃圾食品，比如糖果和烘焙食品等完全算不上健康的食品。如有疑问，请仔细核对成分清单。这是了解详情的最好方法。

关于购买产品的注意事项：你一回家，刚买到的新鲜农产品就开始枯萎、发霉。浪费这些好东西不免令人沮丧。根据饮食计划，规划好你未来几天想要用到的水果和蔬菜，按需购买，除非你想要囤积一些能够快速冷冻的品种。只要你选择有机或带非转基因认证的品种，冷冻水果和蔬菜是没问题的。我有以下三点提示。

⊙ 避免购买损坏、变色、无光泽的水果和蔬菜。问问菜摊老板哪些东西刚到，哪些是本地产的。如果购买新鲜农产品，请注意选择当季的菜品。如果你喜欢浆果，但"新鲜"浆果是从千里之外运输来的，不妨选择有机的速冻产品。后者是成熟旺季挑选出来的，故此保留了自身的营养成分。

⊙ 更鲜亮，意味着更好：你看到的水果或蔬菜颜色越鲜亮，其含有的营养就越多。如果你按照颜色来选（比如甜椒是深色、洋葱是浅色），那就深浅搭配。不同的颜色会带来不同的营养。

⊙ 转基因高风险作物：木瓜、西葫芦和夏季黄南瓜往往是转基因食物，因此在购买时请选择带非转基因认证的品种。

## 喝什么

随手可得的头号饮品始终是过滤水，它不含会攻击人体微生物群落的化学物质。我鼓励你以饮用和烹饪为目的，购买一台家用饮水过滤机。现今有各种各样的水处理技术，从需要手动蓄水的简单过滤容器到水槽下安装的各种新奇设备，再到入户水源处就开始过滤的装置应有尽有。我个人很喜欢采用反渗透和碳过滤器的系统，如有可能不妨找找看。哪种系统最适合你的情况和预算，最终由你来决定。确保你购买的过滤器可去除氟、氯和其他潜在的污染物。最重要的是，无论选择哪种过滤器，你都要按照制造商的说明进行维护，好让它一直发挥作用。一旦污染物积聚，过滤器的效果就会变差，甚至有可能把化学物质重新释放回过滤水里。

其他可以饮用的饮料包括咖啡、茶和葡萄酒（最好是红葡萄酒）。这些饮料中含有支持肠道和脑部健康的化合物。只要不过度就可以。咖啡和茶含有咖啡因，也许会妨碍睡眠（除非你选择低咖啡因的品种）。除了绿茶（它含有能启动前文讨论过的 Nrf2 通路的化合物），我还强烈推荐康普茶（kombucha）。这是一种已经流传了好几个世纪的发酵黑茶或绿茶。它有泡沫，多为冷饮，有助于帮你提高能量，甚至帮助你减重。请注意，女性饮用葡萄酒，应每天仅限一杯，男性为两杯。

### 建立并维护香草香料库

添加少许香料或一小撮新鲜香草，是为饭菜画龙点睛的上好方法。烹饪用香草和香料，可以使菜肴化腐朽为神奇。虽然有些香料很贵，但你用不着耗费大把的钞票，买一套能登上烹饪杂志的香料架。慢慢积累库存即可。以下清单里列出的项目，你不妨着手收集并在菜肴里尝试。尽可能选择新鲜、刚挖出的有机香草和未受辐射的香料。你可以先把每一种香草香料买上 30 克；如果是干货，可以把它们存储在本来的容器里，或是放进玻璃瓶，贴上标签。如果是新鲜的，储存在冰箱中，尽快食用。

⊙ 多香果
⊙ 罗勒
⊙ 香叶
⊙ 香葱
⊙ 香菜
⊙ 肉桂
⊙ 丁香
⊙ 孜然
⊙ 咖喱粉（红咖喱和黄咖喱）
⊙ 茴香
⊙ 大蒜（粉末和新鲜的）
⊙ 姜
⊙ 薄荷

⊙ 芥菜籽（黑芥菜和黄芥菜）
⊙ 肉豆蔻
⊙ 黑胡椒
⊙ 辣椒粉⊖
⊙ 牛至
⊙ 红辣椒（paprika）
⊙ 欧芹
⊙ 干辣椒
⊙ 迷迭香
⊙ 藏红花
⊙ 鼠尾草
⊙ 香薄荷
⊙ 海盐

---

⊖　"cayenne pepper"和"chili powder"译作中文都是"辣椒粉"，实际上是两种不同的东西，可上网搜索对应品种。——译者注

⊙ 龙嵩叶　　　　　　　⊙ 姜黄

⊙ 百里香　　　　　　　⊙ 香草荚

### 为食品柜重新囤货

如果你按照清单清理了厨房，你的食品储藏柜或许会有点空荡荡的。你可能扔掉了许多"坏蛋"。那么，除了油和醋，你还该添点什么呢？

⊙ 肉汤（牛肉、鸡肉和蔬菜）　⊙ 可可粉（含至少 75% 的可可）

⊙ 鱼罐头（三文鱼、金枪鱼、凤　⊙ 泡菜
　尾鱼）　　　　　　　　　　⊙ 辣椒酱

⊙ 罐装西红柿（包括西红柿酱）　⊙ 坚果和种子

⊙ 罐装蔬菜

现在，你的厨房整理好了，该整理你的药柜了。

## 该吃（不吃）哪些药

每个星期，我们都会从媒体上听到一些有关使用补剂的内容。某一天，报道说某些维生素对我们有好处，能延长寿命；隔一天，我们又听说有些维生素会提高人患上某种疾病（包括痴呆症）的风险。虽然维生素和补剂不应该用来代替饮食中缺失的营养，但某些产品也确实有其用武之地。胡乱摄入复合维生素与为身体补充饮食中不易获得的营养补剂，这可是完全不同的两件事。

如今有许多补剂生产商，所以能达到相同效果的不同配方，说不定有着不同的成分组合和不同的剂量。不管你是购买一般性补剂还是

益生菌，做好功课，找到质量最高最好、不含填料的补剂。到保健食品店或零售商那里去，与补剂和益生菌区域的主管聊一聊，是了解品牌质量高下的好办法。这些人往往熟知顶级产品，又不是特定公司的代表，他们的建议基本上没有偏向性。与药品不同的是，包括益生菌在内的补剂不受 FDA 管制，而你肯定不希望买到一个挂羊头卖狗肉的品牌。

举例来说，如果有一包内含 10 个菌种的"高效"益生菌补剂宣传说"每粒胶囊有 500 亿活体培养物"，但等到你购买的时候，恐怕摄入的就不是这个量了。就算有理想的储存条件，包装内益生菌菌株的新鲜度和活力也在随时间衰弱。故此，知道自己买到的是什么，寻找有良好声誉的优质品牌很重要。益生菌更适合按小剂量多频次地购买，而不是一次性买入超大份的优惠包。

一般来说，最好每天同一时间服用补剂，这样就不会忘。很多人喜欢在早上出门前服用。我推荐的补剂中只有姜黄这一种需要每天服用两次：早上 1 次，晚上 1 次。我拟了一份备忘单，列出了所有补剂和益生菌及其推荐剂量。

### 可供考虑的一般性补剂

**DHA**：二十二碳六烯酸（DHA）是补剂王国的大英雄，它有保护大脑的效果，并得到了大量文献支持。DHA 是一种 ω-3 脂肪酸，占大脑 ω-3 脂肪的 90%。神经元的细胞膜 50% 的重量由 DHA 组成，它也是心脏组织的关键成分。包括痴呆症和焦虑症在内的几种疾病，都出现了 DHA 缺乏的情况。DHA 最丰富的来源是人类母乳，近年来母乳喂养受到推崇，说它对神经系统健康至关重要，原因就在于此。DHA 现在也

添加到了配方奶，以及其他数百种食品当中。每天服用 1000
毫克。搭配购买 DNA 和 EPA（二十碳五烯酸）没问题，它是
来自鱼油还是藻类不重要。

**椰子油**：如前所述，如果你并不常用这种油烹饪，不常
在茶和咖啡里搭配饮用它，不妨每天直接喝上一茶匙，享受
它带来的益处。

**姜黄**：这是姜家族的成员，姜黄是一种调味品，也是咖
喱粉中的黄色成分。它素以抗炎、抗氧化和抗细胞凋亡（减
少细胞的自杀或死亡）出名。如今人们正着手研究姜黄在神
经学中的潜在应用方向。研究表明，它可以增强新大脑细胞
的生长，并增加大脑的 DHA 水平。对有些人而言，姜黄甚
至可以起到与百忧解不相上下的抗抑郁作用。数千年来，中
国和印度的传统医学都把它用作天然药物，治疗多种疾病。
姜黄素是姜黄中最活跃的成分，它能激活基因产生大量的抗
氧化剂，用于保护人体内珍贵的线粒体。它还可以改善葡萄
糖代谢，有助于保持肠道细菌的健康平衡。如果你吃咖喱菜
肴不多，我建议你每天补充两次，每次 500 毫克。

**α-硫辛酸**：这种脂肪酸存在于身体的每个细胞内，为身
体正常运转产生能量所需。它能穿过血脑屏障，充当强大的
大脑抗氧化剂。科学家正着手研究它对中风和其他大脑疾病
（如涉及自由基受损的痴呆症）的潜在作用。虽然身体可以产
生的这种脂肪酸已经够用了，但最好还是稍加补充，确保足
量。每日 300～500 毫克即可。

**咖啡果提取物**：这是我介绍的补剂里最叫人兴奋的一
种。最近，这种含有极少量咖啡因的提取物，被证明可提升

血液中名为脑源性神经营养因子（brain-derived neurotrophic factor，简称 BDNF）的蛋白质的含量。BDNF 的重要性再怎么强调也不为过，因为它不仅能保持大脑健康，维持大脑对损伤的抵抗力，还可以触发新大脑细胞的生长，增加脑细胞之间的连接。大量研究都揭示了 BNDF 水平与患上阿尔茨海默病之间的关系。2014 年，著名的《美国医学会杂志》（*Journal of the American Medical Association*）上公布了一项开创性的研究，波士顿大学的研究人员跟踪了 2100 多名老年人整整 10 年，在此期间，有 140 人患上痴呆症。血液中 BDNF 水平最高的人跟最低的人相比，前者患痴呆症的风险仅为一半。研究人员在阿尔茨海默病患者以及肥胖和抑郁症患者身上都发现了 BDNF 水平低的情况。请找完整的咖啡果浓缩液，每天服用 100 毫克。一整粒咖啡果提取物能在服用后 1 小时内让体内的 BDNF 水平翻倍。

**维生素 $D_3$**：严格意义上讲，这是一种激素而非维生素。按照定义，身体是不能产生维生素的。但当皮肤暴露在太阳的紫外线辐射下，皮肤便可产生维生素 D。大多数人都会把维生素 D 跟骨骼健康和钙含量联系起来，但其实它对身体，尤其是大脑，也有深远的影响。我们知道，维生素 D 在整个中枢神经系统中都有受体；事实上，研究人员在人类基因组上确定了大约 3000 个维生素 D 结合位点。我们还知道，维生素 D 有助于调节大脑和脑脊液里的酶，这些酶参与制造神经递质、刺激神经生长。动物和人类研究都表明，维生素 D 可以保护神经元免受自由基破坏，减轻炎症。如前所述，维生素 D 还与较长的端粒有关。最为重要的是以下事实：维生素 D 通过它与肠道细菌的关系来执行上述所有任务。2010
年时我们发现，肠道细菌与维生素 D 受体相互作用，以此控
制菌群活性的增强或降低。

　　如前文所述，我建议你接受测试，检验维生素 D 水平，
让医生帮助你找到最适合自己的剂量。对成年人，我一般建
议服用每天 5000 国际单位维生素 D。有些人需要更多，有
些人需要得少些。务必让医生跟踪你的维生素 D 水平，直
到你能停留在固定的剂量上，在血液检测中保持正常偏上的
范围。

### 支持肠道健康的补剂

改善肠道细菌构成和功能的两大奥妙在于益生元与益生菌。

#### 益生元

益生元是肠道细菌喜欢吃的成分，可促进细菌的生长与活性。益
生元很容易通过某些食物来摄取。想成为益生元，它们必须具有三点
特征：第一，这类食物必须不太容易消化，这样一来，它们可以通过
胃，但不被胃酸或酶分解。第二，它们必须能够由肠道细菌发酵或代
谢。第三，这种活动必须带来健康上的益处。例如，益生元膳食纤维
符合上述所有要求，它有益于肠道内健康细菌的生长，这或许是它抗
癌、抗糖尿病、抗痴呆、有利于减轻体重的原因。

　　总的说来，美国人摄入的益生元远远不够。我建议每天至少需要
达到 12 克，不管是来自真正的食物还是补剂，或者两者兼而有之。还
是那句话，为了肠道内有益细菌的健康和运转，为自己打开通往健康
未来的大门，这是你可以采取的一项重要步骤。以下列出了天然益生

元的顶级食物来源：

- ⊙ 金合欢胶
- ⊙ 芦笋
- ⊙ 菊苣根
- ⊙ 蒲公英

- ⊙ 大蒜
- ⊙ 韭菜
- ⊙ 洋葱

虽然有些东西会显得有点陌生，但我的食谱计划将告诉你怎样利用它们，从每天的饮食中摄入大量益生元纤维。美国各地的健康食品商店现在也出售粉末状的益生元纤维制品，你可以用水冲泡服用。这些产品通常来源于金合欢胶，这是一种方便的浓缩益生元来源，能为你的肠道细菌提供营养。金合欢胶得到过广泛研究，已经发现它对减肥有显著影响。最近的一项研究表明，在健康的成年女性当中，使用金合欢胶作为营养补剂，能大幅减少身体质量指数和体脂率。FDA 认为金合欢胶是最安全、耐受性最强的膳食纤维之一，不会增加腹胀、腹痉挛或腹泻的风险。

所以，如果你正在寻找益生元纤维补剂，不妨试试金合欢胶。你只需要每天搭配任何饮料服用平平的一两汤匙即可——晚餐前 15～30 分钟最为理想。虽然每天 12 克益生元纤维是一个很好的目标，但你可能要用一两个星期才能承受得起这么多——在此期间，你说不定会多放几个屁。你可以从每天 1 汤匙开始，逐渐过渡到每天 2 汤匙。

在选择益生元补剂时，请选择：

- ⊙ 带美国农业部的有机、非转基因认证，带素食及无麸质标签
- ⊙ 不含车前草、大豆和糖的产品
- ⊙ 不含人造色素、甜味剂或香料

益生菌

与益生元一样，你可以通过食物和补剂来获得益生菌。就食物而言，我建议厨房里常备以下几样东西。

- 活菌酸奶。乳制品货架上已经摆满各种产品了。要买酸奶，如今有多种选择，但你必须当心自己正在购买的品种。许多酸奶（希腊风味或者常规酸奶）都添加了大量的糖、人造甜味剂和人造香料。请阅读产品标签。如果你对乳制品敏感，可以尝试椰奶酸奶。这是在饮食中加入大量有益肠道的酶和益生菌的绝妙办法。

- 开菲尔。这种发酵乳制品类似酸奶，是开菲尔"谷粒"（酵母和细菌的共生培养物）和山羊奶（富含乳酸菌和双歧杆菌，它们是人们研究得最多的两种肠道益生菌）的独特组合。发酵奶还含有丰富的抗氧化剂。如果你对乳制品过敏或乳糖不耐受，发酵椰奶同样美味而有益。

- 德国泡菜。这种发酵卷心菜能促进健康的肠道细菌，提供胆碱（一种从大脑到中枢神经系统正确传输神经脉冲所需的化学物质）。

- 腌菜。我相信孕期妇女喜欢腌菜是很有理由的。腌菜是一种最基本和最为人所爱的天然益生菌。在很多人眼里，腌菜是你通往其他更为奇特的发酵食品的通路。

- 腌制的水果和蔬菜。如胡萝卜、青豆等水果和蔬菜通过腌制，可以从普普通通的食物变得美味非常。不管你是自己动手做还是购买腌制品，一定要记住：只有生的蔬菜和水果腌制在盐水（不是醋）里，才能带来益生菌的好处。

- 发酵调味品。你可以购买或自制发酵蛋黄酱、芥末、山根酱、辣椒酱、开胃小菜、萨尔萨辣酱、沙拉酱和水果酸辣酱。记得要找添加了活菌的酸奶。

⊙ 发酵的肉类、鱼类和蛋类。请参考我的网站 www.DrPerlmutte.
com 寻找相关理念和食谱。最好是自己动手做，而不是购买商业
制成品，后者在处理过程中往往会添加你不想要的成分。

今天可以买到的益生菌补剂如汗牛充栋，数以千计不同种类的细
菌构成了人类的微生物群落。这里推荐其中的几种精华：

⊙ 植物乳酸菌（Lactobacillus plantarum）
⊙ 嗜酸乳杆菌（Lactobacillus acidophilus）
⊙ 短乳杆菌（Lactobacillus brevis）
⊙ 乳酸双歧杆菌（Bifidobacterium lactis）
⊙ 长双歧杆菌（Bifidobacterium longum）

大多数益生菌产品都含有若干菌株，我希望你能寻求包含至少 10
种不同菌株的益生菌补剂，而且上面提到的这些种类要尽量多。不同
的菌株会提供不同的益处，而这些菌株能最大限度地以下列形式维持
大脑健康：

⊙ 强化肠黏膜，减少肠道渗透
⊙ 减少炎症分子脂多糖，如果它进入血流，有可能很危险
⊙ 增加被称为大脑“生长激素”的 BDNF（脑源性神经营养因子）
⊙ 维持细菌的整体平衡，排挤掉潜在的流氓菌群

如果你希望减重，我建议，除了上文推荐，再找找以下这几种：

⊙ 加氏乳杆菌（Lactobacillus gasseri）
⊙ 鼠李糖乳杆菌（Lactobacillus rhamnosus）

对有情绪问题（包括抑郁）的人，还可以找找这两种：

⊙ 瑞士乳杆菌（Lactobacillus helveticus）

⊙ 长双歧杆菌（Bifidobacterium longum）

记住，要空腹食用益生菌，并努力在餐前至少 30 分钟以上食用。

### 补剂备忘单

| 名　　称 | 数　　量 | 频　　率 |
|---|---|---|
| DHA | 1000mg | 每天 |
| 椰子油 | 1～2 茶匙 | 每天（如果未搭配烹饪 / 咖啡或茶服用的话） |
| 姜黄 | 500mg | 每天两次 |
| α- 硫辛酸 | 300～500mg | 每天 |
| 咖啡果提取物 | 100mg | 每天 |
| 维生素 D | 5000IU | 每天 |
| 益生元纤维 | 12g | 每天（饭前 15～30 分钟） |
| 益生菌 | 1 粒（多菌株） | 每天（饭前至少 30 分钟） |

### 服用前应该三思的药物

绝大多数美国人每天服用这样那样的药物，有些是处方药，有些是非处方药。近 3/5 的美国成年人服用处方药；2015 年，《美国医学会杂志》发表了一项调查结果，发现 20 岁以上的成年人服用处方药的比例从几年前的 51%，提高到了 2012 年的 59%。同一时期，同时服用 5 种或更多处方药的人，比例几乎翻了一番，从 8% 提高到 15%。

最常用的药物里，有些会增加大脑疾病的风险：这就是他汀类药物。之前，我曾对他汀类药物提出过一些看法，这里对其主旨概述如下。但他汀类药物并不是唯一的问题。我强烈建议你把药箱里残存的药物清点一番，除非是治疗疾病绝对必要的药物，其余都尽量减少。

(显然，如果你打算停止服用专门为你开的处方药，请遵医嘱。)以下是一些最凶悍的"罪犯"。

**他汀类药物**：如今，由于他汀类药物可降低胆固醇，所以药厂把它视为减少整体炎症水平的一种方式来宣传销售。但新研究显示，这些强大的化学物质可能会削弱大脑功能，提高患上糖尿病、心脏病、认知功能障碍和抑郁症的风险。原因很简单：身体，特别是大脑，需要胆固醇才能顺畅地运作。此外，胆固醇涉及细胞膜的结构和支持，激素合成和维生素 D 的生成。科学数据多次表明，极低的胆固醇水平与抑郁症、记忆丧失，甚至暴力地对待自己和他人是挂钩的。

**胃食管反流药物（质子泵抑制剂）**：据估计，有 1500 万美国人服用质子泵抑制剂，以治疗胃食管反流病。这些药物有处方药，也有开架出售的，品牌名各异，埃索美拉唑（Nexium）、奥美拉唑（Prilosec）、泮托拉唑（Protonix）和兰索拉唑（Prevacid）等均属此列。它们阻止胃酸产生，而胃酸是身体正常消化所需。过去两年，这些药物的负面影响已经在广为报道的研究中得到证实。它们不仅让人容易缺乏营养、受到感染（有些感染可能会危及生命），还让人有更大风险患上心脏病和慢性肾衰竭。它们会对你的肠道细菌大动手脚。研究人员找到志愿者，请其服用两天剂量的质子泵抑制剂，并检验其粪便样本中微生物的多样性，发现经过短短一周的治疗，微生物就发生了急剧变化。这些药物剧烈地改变了肠道细菌，有效破坏了消化系统的完整性。

**对乙酰氨基酚**：近1/4的美国成年人（约5200万人）每星期服用含有对乙酰氨基酚（即常见的"泰诺"）的药物，用于治疗疼痛和发烧。它是美国最常见的药物成分，可见于600多种药物。但它并不像宣传中那么有益。厂商着力宣传它可缓解骨关节炎疼痛，但研究证明它并无效果。更重要的是，新的研究表明，它会损害大脑功能，增加认知出错的概率。虽然早期的研究表明，对乙酰氨基酚不仅影响身体疼痛，而且造成心理痛苦，但多亏了2015年俄亥俄州立大学的研究，我们才得以知道药效的真实性质。该研究揭示，对乙酰氨基酚会钝化情绪，不管是积极情绪还是消极情绪。与服用安慰剂的对照组相比，服用对乙酰氨基酚的参与者在看到愉悦和令人不安的照片时，都未感受到强烈的情绪。

对乙酰氨基酚还会消耗身体里最重要的一种抗氧化剂——谷胱甘肽。谷胱甘肽有助于控制人体内（尤其是大脑里）的氧化损伤和炎症。丹麦科学家在2015年的另一项研究中发现，怀孕期间服用对乙酰氨基酚的妇女，有更大可能生下7岁时表现出注意缺陷多动障碍的孩子。泰诺常常会用作对孕妇"安全"的处方药，我希望这种想法能尽快改变。

**非甾体消炎药**：主要是布洛芬和萘普生。和泰诺一样，它们是非常受欢迎的止痛药和退烧药——每天有大约1700万人服用它们。这些药物发挥药效的方式是减少身体中前列腺素的含量，前列腺素是由细胞生成的一系列化学物质，有若干重要功能。前列腺素能支持血小板的凝血功能；保护胃黏膜免遭酸的破坏作用。非甾体消炎药减少前列腺素含量后，会对肠黏膜造成损害；它们的头号副作用就是胃出血、胃溃疡和胃部不适。研究表明，它们会损害和影响肠黏膜，并为炎症奠定基础（虽说这两种药都是消炎用的）。

**抗生素**：这应该是显而易见的。抗生素是"抗生"的，它们不分好坏地杀死细菌。几乎所有人一辈子总会服用一轮抗生素。接触抗生素对肠道细菌的作用能持续几个月，新近的研究得出结论，哪怕只服用了一个疗程的抗生素，也会使人体内的微生物发生终身改变。如果健康细菌的平衡未能恢复，那么这种变化就会产生深远影响。

越来越多的证据带来了新的认知——由于肠道细菌发生了改变，它们还在胰岛素过敏、葡萄糖耐量和脂肪累积等方面产生了不利变化。这些药物还会改变我们自己的生理状态，改变碳水化合物的代谢方式，改变肝脏代谢脂肪和胆固醇的方式。约翰·霍普金斯大学布隆博格公共卫生学院的布莱恩·施瓦茨（Brian S. Schwartz）博士研究了上述关联，进一步指出："你儿童时代服用的抗生素，有可能永远改变你的BMI 指数。"

科学家一直跟踪抗生素接触量与体重增加、患 2 型糖尿病风险之间的强烈相关性。请看图 5-1 和图 5-2。图 5-1 中左侧是每千人的抗生素处方率，右侧是美国各州的肥胖率。两幅图看起来惊人相近。

图 5-2 显示的是每千人抗生素处方率和成人糖尿病患病率。我们再次看到了相关性。此外，请记住，肥胖和成人糖尿病与老年痴呆症患病风险有显著的相关。以下观点我反复强调，希望你理解：过度使用抗生素，不仅会助长我们的肥胖率和糖尿病，而且增加了痴呆症的患病率。

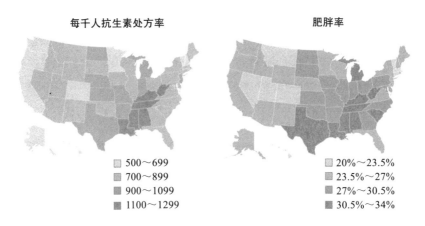

图 5-1　处方率和肥胖率

资料来源：Centers for Disease Control，2010.

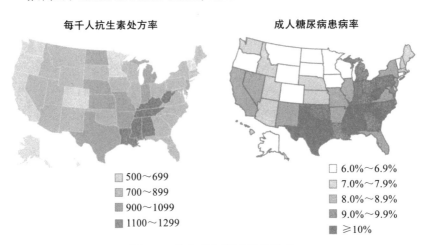

图 5-2　处方率和糖尿病患病率

资料来源：Centers for Disease Control，2010.

**底线**：请谨慎服用抗生素。家长务必谨慎，别因为孩子的轻微鼻塞就让医生开出抗生素。在本书的第三部分，我会就何时必须服用抗生素提供一些指导方针。

毫无疑问，不管是非处方药还是处方药，都有适合使用的时间和地点。但如今，我们太容易自己给自己开处方，太依赖使用药物来治疗了。全美上下就疼痛和缓解疼痛的对话，引发了一场有关滥用止痛药的争论。仅在 2014 年，就有 14 000 多名美国人因服用阿片类处方药过量而死，每天都有 1000 多人因为滥用这类药物进入急诊室。但愿有一天，我们能够尽量减少药物使用量，最大限度地发挥身体的天然愈合能力。如果你依赖药物，我鼓励你跟保健服务者合作，寻找其他方法治疗、控制病情。我相信，如果你遵循本计划，不管是否需要继续服药治疗，症状都会有所减轻。

# 第6章

# 第二步：增加支持策略

　　研究人员曾考察过世界各地的"长寿村"，在这些地方，人们普遍长寿、健康，直到90多岁都极具生产力。与美国人相比，当地老人的患癌率不到一半，极少抑郁，几乎没有痴呆。他们有几个共同点。在这些"蓝色乐活区"，人们对生活有积极的态度，拥有强大的家庭和个人关系，对紧密的社群有归属感。他们在日常生活中频繁活动身体，摄入新鲜的本地食材，不吃加工食物。在"蓝色乐活区"内的希腊伊卡里亚岛，脂肪占当地人每天摄入卡路里的50%以上，脂肪能量有一半多都来自橄榄油。意大利的撒丁岛有一个以牧羊人为主的社区，人们每天散步，享受他人的陪伴，吃饭时搭配本地红葡萄酒。在日本著名的冲绳岛，有些居民活到了110岁，他们主要吃蔬菜，身体始终保持活跃。岛民尊重、赞美长者。美国唯一的"蓝色乐活区"位于以烟雾和人口密集著称的洛杉矶市中心以东。这就是加利福尼亚州罗马琳达的基督复临安息日会社区，它的存在驳斥了一个流传已久的观点：为了享受无病无痛的长寿生活，你得住在原始偏僻的地方。

　　所有这些人不费力地（甚至是在不知不觉中）掌握了健康生活的原则。除了饮食之外的自我照料，在我们的社会中遭到严重忽视，然而，诸如定期锻炼、睡得更多、专心致志地进行自省等因素，能给我们的健康带来巨大的改变。当今世界的快节奏生活让我们感到焦虑、时间被剥夺，在压力之下，我们沾染了不健康的习惯，走上了错误的方向，结果变得更疲惫、更爱依赖药物和刺激，我们创造力枯竭，对生活不满。压力使人从肠道到大脑的整个生理系统倍感紧张。

有鉴于此，我想为你提供一些与饮食无关的策略，以提高整体健康，预防脑部疾病：

- ☺ 培养可持续的锻炼习惯。
- ☺ 注意疼痛，特别是来自背部和膝盖的疼痛。
- ☺ 为睡眠腾出空间。
- ☺ 减轻压力、获得平静的四种简单方法。
- ☺ 为实体环境排毒。

## 培养可持续的锻炼习惯

你知道吗，你可以通过锻炼，让大脑变得"健壮"，把阿尔茨海默病的风险猛降至一半。

这早就不是道听途说了，而是得到证据支持的。每个星期都会出现一项新的研究，揭示运动的神经保护益处。久坐似乎会导致大脑萎缩，同时提高患阿尔茨海默病和其他类型老年痴呆症的风险。久坐的人似乎连出现肥胖的概率都是常人的两倍。

2016 年 2 月，芬兰的一项研究发现，中年后身体发福与老年大脑体积缩小有关系。你所有的神经元都在灰质当中，故此，灰质的体积可以反映出大脑的健康。不久之后，美国四大研究机构的研究人员进行了另一项研究，发现阿尔茨海默病或轻度认知损害（是阿尔茨海默病的前兆）的患者通过锻炼燃烧的卡路里越多，灰质萎缩得就越少。换句话说，身体活动越多，意味着能保留越多的脑容量，减少疾病风险。研究人员跟踪了 876 名成年人整整 30 年，仔细记录每一名参与者报告的运动量和类型。除此之外，所有人都经过严格的检查，确定大脑功能。而且，他们全都使用复杂的 MRI 做了大脑成像。相较久坐多的人，锻炼活动水平高的人患阿尔茨海默病的风险减少了整整 50%。

在我们生活的时代，大家都有一种约定俗成的想法，期望出现"神奇子弹"来解决各种疾病。治疗阿尔茨海默病时没有这种神奇的东西。可穿上运动鞋，运动起来，你就能保护大脑了。

除了保护大脑外，运动还改善消化、代谢、排毒、免疫、脸色、体色、力量、骨密度、血液循环和心脏健康，有助于体重正常化。步行 25 分钟，就能将早亡风险降低 30%；轻快的步行能延寿 7 年。身体运动还是一种情绪积极的体验。它可以增加自我价值和信心，为我们带来更多的精力。它可以打开我们的"聪明基因"，让我们感觉更年轻，避免抑郁，从整体上帮助我们选择更健康的生活方式，包括我们所吃的东西。

## 定期有氧运动

降低各种原因的死亡风险

降低患脑部疾病的风险

降低患抑郁症的风险（也可作为抑郁症的治疗方法）

增加大脑"生长激素"BDNF 的数量

增加耐力、力量、灵活性和协调性

提高血液循环、细胞和组织的供氧量，改善心脏健康

降低对食物的渴望，降低血糖水平和糖尿病风险

减少炎症，减少患与年龄相关的疾病（包括癌症）风险

提高健康幸福感

你最近一次尝试改善体型，结果怎么样了？你成功了吗？你是不是在新年之后坚持锻炼了几个星期，然后就突然来到了阵亡将士纪念日⊖，你不想被人看见自己穿泳衣的样子？也许你根本记不得自己是什么时候松懈下来的，但总之就是半途而废了。

对于努力想活动起来的人而言，困难的部分不在开头，而在坚持。关键是弄清你喜欢做什么，并达到以下目的：①拉伸并强化肌肉；②让血液在身体里流动起来，提高心率，对心血管系统提出健康的要求。

如果你患有任何疾病，正在服用药物，开始锻炼项目前请先询问医生。

拉伸和强化很重要，因为太多的人只专注于有氧运动，并省略了拉伸和负重运动。如果你不拉伸、不强化肌肉，不仅有损骨骼健康和肌肉质量，还会碰到运动损伤的风险，这会妨碍你继续锻炼。本书设计了一份可以在家进行的基础力量训练计划。我还邀请你访问 www.DrPerlmutter.com，在网站上，我列出了这些训练的视频片段。除了你选中的有氧运动之外，我鼓励你也试试它们。这些片段涵盖了所有主要的肌群——手臂和肩膀、胸部、背部、腹部和腿部。每星期锻炼3～4次，每一轮之间休息一天。

理想而言，最好以一星期做 6 次有氧训练（每次至少 20 分钟）为

---

⊖　美国假日，为 5 月的最后一个星期一。——译者注

目标。在这 20 分钟之内，至少有 15 分钟，你得把心率提高到静态基准的 50% 以上。市场上有不同种类的心率监测仪；各类健身器材上也包括有心率监测仪，如固定式自行车、椭圆机、跑步机等。在线计算器可以帮助你找出最大和目标心率，方便你知道自己什么时候进入该区域，什么时候提高极限。一开始，你也许达不到合理的目标心率，就算做得到，说不定也无法长时间坚持。但你可以逐渐朝这个目标努力。我经常对患者说："就算你跑不了 5 英里（约 8 千米），至少走路去取邮件吧。"你必须从某个地方开始，如果走路去取邮件代表迈向改善健康的第一步，就这么做好了。哪怕是坐在轮椅里的人，也绝对应该开展有氧运动。

### 高尔夫不算数

因为我住在南佛罗里达州，所以询问患者他们做什么样的运动时，常听到这样的回答："这个嘛，医生，我每星期打 3 次 18 洞高尔夫。"我倒不是反对打高尔夫，但打高尔夫不算有氧运动——哪怕你在球场里是靠脚走的（如今这种人太少见了）。

设计一套可以坚持的现实计划。对一些人来说，这或许意味着参加健身房的团课；对另一些人来说，意味着多花些时间搞园艺、做瑜伽和游泳、参加社区运动队、围着商场快步走，或是跟着网络或电视上的课程训练。我上高中之后就是个长跑选手，最近的有氧项目一直在用椭圆机，还会骑固定式自行车和公路自行车。我有些日子练得辛苦些，有些日子比较轻松。我建议你采用同样的办法：把短期高强度训练和长期舒缓步调结合到自己的训练日里。20 分钟应该是最低限度。随着力量增长和身体素质改善，你应该能坚持更长时间。此外，还要逐渐适应强度更大的训练。强度可以通过速度（如跑动或蹬踏步频更快）、阻力（如更陡的上坡、更重的杠铃）、持续时间（如全力运动更长的时间）和动作范围（如下蹲得更深、弯曲得更低等）来提高。

实际上，能获得最大收益的最优锻炼时间量接近每星期 450 分钟。平均下来大概是每天一个小时多一点，看起来似乎很多，但如果考虑到这个量反映的是累计运动总长，它就不算什么了。你不一定需要最大限度地提高心率，但一定要在一星期的大多数日子里让身体动弹动弹，达到这个时间量。它比你想象的容易得多！你可以早晨慢跑 20 分钟，午饭后散散步，快走 20 分钟，晚饭前再花上 20 分钟收拾家务，做些要使唤身子骨的琐事。如果你哪一天没锻炼，那就意味着下一天要锻炼更长时间。怎么在一个星期里分配这 450 分钟并不重要。如果你打算每天进行正规锻炼，那么尽量保持一致性（比如，每天早晨洗澡前做 20 分钟的有氧运动），但如果你不是每天都合适运动，也不必勉强。总会有几天你必须调整惯常的训练安排，也总会有几天不适合进行正规的锻炼。力争进步就行，无须完美。

虽说如今市面上有各种可以跟踪心率等物理参数的设备，但你不必太过讲究。要是训练过量，伤痛自然会让你知道（稍后会做更详细的介绍）；你在训练时的感觉，和任何高科技设备一样精准。注意自己的呼吸和出汗程度。在正式的训练当中，你的呼吸是否变得更深更快了？你汗流浃背了吗？在负重训练中，你的肌肉是否灼热得厉害，第二天休息时会感到酸痛？跑步和悠闲地修剪草坪不一样，3 磅的哑铃和 8 磅的哑铃也有区别。

人都会形象地思考，研究显示，想象自己变成了渴望的体型，有助于你达到健身目标。试着在脑海里保持一个生动逼真的形象。在朝着个人健康形象努力期间，它将在前进道路上激励你迈出的每一步。想想看，拥有匀称的身材、健康的肤色对你意味着什么。你将能充分地投入生活，不再因为精力太差、没有力气而受到限制，想一想你乐于尝试的各种有趣活动，包括那些有身体要求的冒险和假期。不管是单独进行的活动，还是和团队或家人一起做的活动，都可以。

不妨再着眼于你在活力、平衡性、协调性、灵活性和精神敏锐性（以及精神强韧性）方面能获得些什么。你会睡得更好，更轻松地管理压力，享受更快的新陈代谢，在整体上更富生产力，患感冒或其他疾病时不至于长时间瘫在床上。你知道自己已经全力以赴地预防疾病了。如果你患有任何慢性疾病，那么你能妥当地管理它们，受其影响更小。你在办公室和家里都感觉更轻松愉快——因为你的确如此！你和亲人之间的关系会变得更牢固、更密切。

## 怎样打造自己的力量健身房

用不着太多的设备就能进行很棒的力量训练了。实际上，你根本不必去传统的健身房、聘请教练，或者花钱在花哨的机器和设备上来生成阻抗力。你可以用自己的体重做很多事情。比方说，除了你和地板，传统的俯卧撑和仰卧起坐什么都用不着。但要想进行全身力量训练，我建议你去找几种便宜的自由器械。你可以在线购买，或从体育用品商店购买。沃尔玛和塔吉特等大型商店一般也有此类物品销售。选择握持舒适的重量。从重量轻的开始（3磅或5磅），随着力量增长，你想要向自己提出更大的挑战时，再增加更多重量。

虽然身体里有许多肌肉和肌肉群需要定期锻炼，但我们不妨从上半身、下半身和核心的角度来看一看。

⊙ 上半身：肩膀、肱三头肌、肱二头肌、胸和背（背阔肌）。

⊙ 下半身：大腿 / 股四头肌和小腿。

⊙ 核心：上腹和下腹。

在你选中要进行力量训练的日子里（再重复一遍，每星期应训练 3～4 次），针对上述各个部位展开锻炼。锻炼到每一个肌群当然最好，但如果你时间不够，可以把关注的部位分开练。举例来说，如果你星期一锻炼肱三头肌、肱二头肌、小腿和核心，星期三就可以锻炼肩膀、胸、大腿和更多的核心。有些人喜欢每天运动都做力量训练，只要不连续两天都锻炼相同的肌群，就没问题。每一组肌群训练后都应休息一两天。

我鼓励你在每次力量训练时都加入一点核心锻炼。强化核心肌肉，维持其力量，这是健康的基础，比拥有粗壮的胳膊更重要。核心主要负责保持你的活动，让身体能够执行日常任务（从起床、上厕所、穿衣服到站立和步行），参与各种运动项目，比如骑行、打网球、跳舞等。拥有强大的核心能预防背部疼痛，提供稳定性和平衡，提升耐力，保持良好的姿势。不必以练出瘦削的 6 块或 8 块腹肌为目标。没这个必要。你只需要经常让上下腹部动起来，防止核心肌肉松弛、不灵活。事实上，核心虚弱或不灵活，很可能会妨碍你的腿部和手臂功能，消耗你的动作能量，妨碍日常活动。

锻炼上半身、下半身和核心的方法有几十种。哪怕你着重训练的是身体其他部位，很多锻炼也会调动核心。以下是力量训练的一些基本动作。大部分都需要自由配重的器械。由于许多有氧训练方式也对不同的肌群提出了很大要求，你会发现，你的一些肌肉会更快变粗变壮，因为它们得到了更多的锻炼（比方说，上固定自行车课，也会锻炼到你的股四头肌和小腿，其作用和负重训练相当；游泳则会调动你的上半身和背部）。

记得访问我的网站 www.DrPerlmutter.com，你可以看到我演示这些练习。你或许还想使用正规健身器材，参加力量训练团体课（比如普拉提、各种瑜伽，以加强力量和增肌为目的的健身课）等方式来尝试并检验其他阻力训练。我通常去健身房进行力量训练，因为可以使用更多的器械。

### 肩膀：侧平举

双脚站立，与髋同宽，手臂放在身体两侧。双手各持哑铃，肩膀下沉，挺胸抬头，保持良好的姿势。将哑铃向两侧举起，至肩膀的高度（就好像身体做了一个"T"字形）。举起哑铃时，手掌朝下，将肩胛骨并拢，接着放下哑铃。请重复 3 组，每组 12 次（即抬起放下 12 次为一组）。

请尝试如下变化：胳膊不是朝两侧举，而是直臂朝身体前伸出，举起哑铃，手掌朝下（即前平举）。

### 肱三头肌：肱三头肌屈伸

双手持一哑铃，高举过头。尝试使用至少 5 磅的哑铃。肩膀向下向后舒张，调动身体核心。胳膊肘始终朝前，接着弯曲肘部，将哑铃垂下至头部后方。接着，舒展手臂，把哑铃举回头顶。在整个过程中，绷紧核心和臀大肌。请重复 3 组，每组 20 次。

### 肱二头肌：肱二头肌弯举

双脚站立，与髋同宽，双手各持一哑铃。起始位置是双手下垂，分开在身体两侧，手掌朝前。肘部贴近躯干，上臂静止不动，抬起小臂，收缩肱二头肌，举起哑铃。请重复 3 组，每组 20 次。

### 胸部：经典俯卧撑

俯卧在地板上，双手置于肩膀以下，脚趾与地面垂直。推起身体，呈平板状。保持 5 秒钟，然后慢慢朝地板方向下降，努力让肘部弯曲至 90 度。尽量不要瘫在地板上，重复推起身体，恢复平板位置。请完成 3 组，每组 12 次。

### 背部：宽臂划船

锻炼背部肌肉的最佳方式是在单杠上做引体向上。另一种方式是使用哑铃，具体如下。站直身体，挺胸直背，双手各持一哑铃，置于大腿前，掌心向下。微弯膝盖，以腰为轴心，向前倾斜，到上半身几乎与地板平行为止。直臂垂下哑铃，让它处在肩的前方。头部保持中立位置，眼睛聚焦在面前的地板上，屈肘将两只哑铃拉起。这是个类似划船的动作，只不过你是半蹲着。不要改变膝盖和臀部的角度，短暂停顿降下哑铃。请完成 3 组，每组 12 次。

### 大腿 / 股四头肌：弓步蹲

直立，双脚分开，与髋同宽，膝盖微弯。把哑铃放在身体两侧。这是你的起始动作。现在，右腿往前迈一步，保持平衡，下蹲。保持躯干挺直，头抬起。膝盖弯曲的范围不要超过脚趾。用脚跟发力，把自己推回到起始位置。迈出左腿，重复上述动作，这是完整的一次。请完成 3 组，每组 12 次。

小腿：踮脚尖

直立，双脚分开，与髋同宽。双手各持一哑铃，放于身体两侧。用脚趾推起身体，保持 5 秒。回到起始位置。请完成 3 组，每组 12 次。

核心：经典仰卧起坐

坐在地板上，膝盖弯曲，脚跟踩在地板上。手臂交叉放在胸前，呈"X"状。确保肩膀松弛，避免颈部紧张。双脚稳稳地踏在地面，同时尽量往后倒，放到你能回到原位的极限。也许你可以一直躺至地板，也许做不到。做 1 分钟，休息 30 秒。重复 5 轮。

核心：自行车式卷腹

起始位置同仰卧起坐（见上文）。轻轻转动身体，将左膝和右肘靠拢。回到起始位置。靠拢右膝和左肘。坚持两分钟，休息 32 秒。重复 5 轮。

花点时间，把你实现这些重要健身变化的原因写下来。不要写"我想要拥有更平坦的腹部、更结实的胳膊"一类的，要找一些更有意义的目标，比如"我希望多和家人度过有质量的时光，而不是不停地对付自己的慢性疼痛问题"；或是"我想感到更强壮，活得更久""我想尽自己所能，避免母亲得过的阿尔茨海默病"。要从大局着眼，大胆、勇敢地定下目标。

## 注意疼痛，特别是来自腰背和膝盖的疼痛

身体有两个部位对保持机动性至关重要，故此也能降低你患病的风险，这就是腰部和膝盖。切勿忽视来自这两个部位的疼痛，这一点

再怎么强调也不为过。我们先来看看腰部。

　　数字相当惊人。腰背痛是美国人看医生的第二大常见原因，仅次于感冒和流感，也是因工残疾的最常见原因。腰背痛是美国第二常见的神经系统疾病——比它还常见的只有头痛了。它是向急诊室求救的第三大常见原因。90% 以上的美国成年人到了一定年纪都将出现严重的腰部疼痛，对其生活质量产生了不利影响。据估计，腰部疼痛会让美国经济每年花费 500 亿～1000 亿美元。

　　在 30 多年的从医经历中，我经常看到腰痛的患者。执业早期，这些患者里有不少人会被转诊给神经外科医生，因为按照当时的观点，大部分腰痛是"椎间盘破裂"导致的。我们现在知道，这大错特错，基本上，椎间盘问题引起的腰痛是很少见的。腰痛几乎全是因为软组织（即肌肉、肌腱和韧带）损伤导致。

　　从肌肉紧张到癌症等很多情况都能引起腰背疼痛，但我最想强调的是一种极其常见但人们往往认识不足的情况：梨状肌综合征（piriformis syndrome）。梨状肌是臀部深处的一条狭长肌肉。这些肌肉靠近坐骨神经，所以如果梨状肌出现痉挛或受到刺激，就会压迫坐骨神经，使疼痛从臀部一直扩散到腿部，就仿佛是椎间盘破裂一般。医生告诉患者，因为疼痛蔓延到腿部，他们患上的是"椎间盘疾病"，名叫坐骨神经痛。因为坐骨神经受到刺激，他们从腿部后侧到脚部，都可能会感到发麻和刺痛。

　　很难想象，这种看似是椎间盘问题，其实只不过是梨状肌综合征的情况，让多少病人进行了不必要的腰部手术。最近，我到汽车展厅去，想买一辆新车。展厅经理显然处于可怕的疼痛当中。他弓着腰，非常勉强地用左腿承受着体重。我不忍心，请他带我到他的私人办公室去，我让他仰面躺在地上。请记住，他并不知道我是神经学家，更不知道我是医生。他按照我的指示做了，引得公司上下的销售员们好奇地透过办公室玻璃墙围观。

我让他屈起左膝，同时下巴向左转。我将屈起的膝盖横着朝他身体右侧推动，轻轻拉伸他的梨状肌。我刚开始施展梨状肌拉伸技术时，它非常僵硬，甚至有点疼，但过了一会儿，痉挛的梨状肌松弛下来。这时，我让经理站起来走走看。他的疼痛完全消退了。围观的人们啧啧称奇。

根据个人经验，我可以告诉你，梨状肌痉挛有可能致残。它会妨碍你工作、锻炼，有时甚至让人离不开椅子。请用我网站上的练习来伸展和锻炼梨状肌。这是保持你行动性最可靠的方式。

膝关节疼痛也是一种常见的致残原因。它是慢性疼痛的第二大原因；超过 1/3 的美国人报告说受到膝盖疼痛的影响。这可是 1 亿多人了。仅在美国，每年就会进行 60 多万例膝关节置换术。到 2030 年，全膝关节置换手术的需求预计将超过 300 万例，主要原因是老年人延迟退休和肥胖率上升。膝关节置换术当然有适用的时间和地方，但手术过后，有太多人后悔了。只有少数真正符合资格、有可能从中受益的人才应该接受手术。大多数人通过锻炼强化膝盖和周围的肌肉，完全可以避免相关的疼痛和它的所有危害。

许多从事职业体育运动的人会因为一种名叫髌股关节疼痛综合征的病症而出现膝盖疼痛。这种综合征的主要症状是坐下、跳跃、下蹲或攀爬楼梯（尤其是下楼）时膝盖前方痛。膝关节屈曲，也就是膝盖突然无法支撑体重，也很常见。还有的时候，走路或移动膝盖，你可能会出现咔咔作响或碾磨的感觉。这通常是由于过度使用、损伤、超重，膝盖骨不齐，或膝盖骨下方结构变化导致。

所以，在健身房里，我经常看到人们戴着各式各样的护膝，旨在保护髌骨对齐，减缓这种综合征。但这其实反倒让情况变得更加糟糕。锻炼能让股四头肌和腿后肌群变得强壮起来，这些肌肉自然会把膝盖骨固定在它需要在的位置，除非腿部存在明显的对齐问题。矫形器（可插入鞋中的矫正装置）或许会有帮助。

我自己的两侧膝盖都患有髌股关节疼痛综合征，一度疼得无法忍受。我以前连爬上 20 级台阶进卧室都做不到。骨科医生想给我注射类固醇，好在我选择去看了理疗师，是他让我通过基本的锻炼强化四肢，回到了健康的道路上。4 个月后，我到新西兰旅行，从当初爬不了一级台阶到完成了在 3.5 小时里爬上了 3200 英尺（大约相当于 1000 米）高的地方。

身体的任何地方出现疼痛，你都必须留心。这是身体在给你发信号：有什么事情出岔子了。它或许暗示你在锻炼中过度运动（有氧或负重训练），而且没有让身体在间隔期内得到足够的恢复。它或许是因为你在锻炼前没有充分拉伸，导致肌肉、韧带或肌腱紧张。它还可能意味着你需要使用矫形器对齐四肢等。如果你正在做一项运动，而它导致疼痛，那就要停下来，重新评估。疼痛袭来时要谨慎照料它，有必要的话，调整锻炼项目，休息酸痛的肌肉，采用混合训练，确保每次锻炼使用不同的肌肉。

如果对疼痛的源头存在疑问，请从理疗师处获取帮助，康复医生更好。康复医生指的是处理各种影响大脑、脊髓、神经、骨骼、关节、韧带、肌肉和筋腱医疗状况的医生。

## 为睡眠腾出空间

你最近一次睡了一整夜好觉是在什么时候？如果不是在昨天晚上，

你也别太焦虑：这样的人有很多，不止你一个。1/5 的人存在入睡困难。我以前曾就睡眠写过许多文章，因为睡眠障碍直接影响大脑、炎症水平和脑部疾病风险。睡眠质量和时长对你体内的几乎所有系统都有惊人的影响。一代人之前，我们对睡眠的价值尚未有太清晰的认识，只知道它就像充电电池一样，能刷新身体。然而，如今的睡眠研究贯穿整个医学领域，揭示了惊人的发现：睡眠对人类健康有着重大意义。

可以说，睡眠是"思想的饮食"。它可以在许多层面上修复大脑和身体，并消除疲劳感，这就难怪人一辈子有 1/3 的时间都用来睡觉了。举例来说，脑垂体要在人睡着以后才能开始分泌生长激素。天然抗衰老的生长激素不仅能刺激细胞生长和繁殖，还能激活免疫系统，降低心脏病发作、中风和骨质疏松症的风险因素。它甚至能帮助我们燃烧脂肪，协助我们保持理想体重。

事实上，优质睡眠是达到最佳健康的要求。你的睡眠越好，出现各种健康问题的风险就越低。相反，低质量的睡眠对身体及其功能有着深远的不利影响。研究令人信服地表明，睡眠习惯会影响我们进食的多少、身体的胖瘦、免疫系统的强弱（能不能在寒冷的季节出远门）、创造力和洞察力的高低、思考速度的快慢、能否自如地应付压力，以及能否很好地记住事情。长时间的不良睡眠习惯是形成脑雾、记忆丧失、糖尿病和肥胖症、心血管疾病、癌症、抑郁症和阿尔茨海默病的一个因素。

事实上，虽然很多研究都提及了阿尔茨海默病患者常见的睡眠障碍，但也有人认为，睡眠问题是患病带来的后果。不过，新近的研究表明，情况可能是反过来的：睡眠障碍有可能强化了大脑产生 β- 淀粉样蛋白（这是阿尔茨海默病的标志）的通路。2015 年的一项研究指出，注意睡眠问题，并在睡眠初现紊乱时加以干预，有可能是降低未来患病风险因素的一种方式。

这里有一些让睡眠发挥最大价值的策略。

**以睡眠时间为重，加以保护**。就像给重要会议排期一样，你要安排好自己的睡眠，坚决保护专属的睡眠时段。由于身体在夜里 10 点之后代谢大量的废物，免疫系统在夜里 11 点到凌晨 2 点重振活力，所以这几个小时一定得睡着。弄清楚你的上床时间和清醒时间（如前者是晚上 10 点，后者是早晨 6 点），不让任何事情干扰这段重要时间（怎样弄清自己所需的睡眠时长，请参见 136 页）。

**一年 365 天都如此**。周末和假期也别干扰日常睡眠习惯。不管怎么样，一年中的每一天都尽力保持固定的睡眠安排。身体和大脑一定会为此感谢你。

去做一次个人睡眠研究。在医学上，这项研究的名称为"多导睡眠图监测"，是一种无痛无创的诊疗手段，你只要到睡眠机构过上一两晚就行。等你入睡，睡眠技术专家会记录多种生理功能，判断你是否患有睡眠呼吸暂停或不宁腿综合征等疾病。

**观察你吃的东西**。不要在深夜喝咖啡，注意你服用的药物，它们有可能会干扰睡眠。可以对睡眠产生破坏作用的药物包括：伪麻黄碱⊖（如"速达菲"），含咖啡因的头痛药（如"埃克塞德林"）、尼古丁、治疗高血压和充血性心力衰竭的药物、5-羟色胺再摄取抑制剂类抗抑郁药、皮质类固醇和他汀类药物。

---

⊖ 一种血管收缩剂，用于过敏或感冒引起的鼻塞。——译者注

**营造平和、干净的睡眠环境**。卧室里不要摆放电子产品。保持整洁，处在舒适的睡眠温度（18～20℃左右）。

**准备入睡**。上床前先放松一下，停下刺激性活动，提醒身体该休息了。睡觉前至少1小时别碰屏幕（计算机、平板电脑等）。泡个暖和的澡，听听舒缓的音乐，轻松地阅读，或是找本着色书上上颜色。躺下之前，做些深呼吸练习（参见第121页的快速课程）。有些人锻炼身体可以带来宁静的睡眠，但也有许多人睡前锻炼会太过刺激，没法让身体感到疲惫发困。如果你是后者，请把日常锻炼安排得早一些，离睡觉至少4小时。

**试试褪黑素**。如果你昼夜节律失衡（跨时区出行就有可能这样），又或是身体被迫脱离了首选睡眠—清醒周期（也许你睡得太晚，或是午睡睡太久），不妨试试褪黑素补剂。如果你连续多天入睡困难（这也许是身体节奏失调的一个征兆），也可以试试褪黑素。褪黑素是我们身体的天然睡眠激素，但它也有助于控制我们全天24小时的节奏。褪黑素经日晒后释放，能减缓身体功能、降低血压和核心体温，方便我们做好入睡准备。你可以购买褪黑素充当非处方补剂。睡眠时适当的剂量为1～3mg。

**排除睡眠呼吸暂停**。如上所述，睡眠研究可以帮助你确定自己是否染上了这种愈发常见的疾病，它夺走了数百万人安宁的睡眠。睡眠呼吸暂停的影响有可能比从前人们认识到的更为严重。它让人睡眠时气道塌陷。你的呼吸多次中断，睡眠变得七零八落。鼾声大、睡得特别沉，往往是睡眠呼吸暂停的征兆（见下文说明）。2015年，《神经病学》（*Neurology*）

刊发了一项令人震惊的新研究，发现睡眠呼吸暂停可能是轻度认知障碍和阿尔茨海默病早期发病的一个因素。轻度认知障碍往往是老年痴呆症的前身。研究人员发现，睡眠呼吸暂停的患者会比睡眠中没有呼吸问题的人提前近10年出现轻度认知障碍。患上阿尔茨海默病的时间似乎也有所提前：睡眠呼吸暂停的患者平均比睡眠正常者早5年。研究人员认为，氧气受限对大脑的不利影响也许与这样的联系有些相关性，此外，睡眠推动大量生理活动，有助于大脑"更新"、打扫清洁、清除会吸收神经细胞的蛋白质。

### 睡眠呼吸暂停的症状

- 频繁感到疲劳、缺乏能量
- 白天过度嗜睡
- 频繁起夜排尿
- 夜里气短、窒息或咳嗽
- 睡眠期间呼吸不规律（如打鼾）
- 早起头痛
- 胃食管反流
- 情绪低落

科学家记录下了睡眠呼吸暂停患者大脑的异常变化。好消息是，治疗可以扭转这些变化。研究表明，治疗睡眠呼吸暂停后，白质不规则现象可以大大改善。治疗大多需要借助 CPAP 设备。CPAP 是"持续气道正压通气"（continuous positive airway pressure）的缩写；睡眠时佩戴这一设备，它会提供轻度气压，保持呼吸气道畅通。你可以立刻察觉到好处。研究表明，几个月内，大脑的变化就会回归正常，认知功能、心情、警觉性和生活质量也会有很大改善。睡眠呼吸暂停还可能触发肥胖，脖子周围会长出额外的重量和脂肪来。若能成功减重，人常常会感到症状大大缓解，不再需要 CPAP 机。

　　人们往往低估睡眠的价值。可以说，它比我们白天做些什么更重要。阿里安娜·赫芬顿⊖就这一话题写了整整一本书。如果你想了解更多有关睡眠的知识，了解如何达到最佳状态，不妨读一读《睡眠革命》(The Sleep Revolution)。她写道："这是人类最了不起的整合机制。它将我们彼此、将我们和祖先、将我们和过去及未来联结起来。无论我们是谁，置身何方，过着怎样的生活，我们都有着共同的睡眠需求。"

　　我应该指出，你新建立的饮食选择将与新建立的睡眠习惯同步运作。随着你的饮食变得干净，炎症逐渐减少，你获得合理安宁睡眠的概率会增加。让我们来看看 A.K 的转变故事。

　　　我曾照看过长年卧床不起的母亲，她之后死于阿尔茨海默病。私心里，我很想预防这种家族病。对如何预防这一可怕疾病的前沿信息，我一直很留心。

　　　在采用这套饮食方案之前，我吃大量的加工垃圾食品，包括健怡可乐、饼干和薯条，还有医生告诉我该吃的燕麦粥。我走在一条危险的道路上。随后，关于低碳水、高脂肪、无麸质的生活方式的信息进入我的视线，我立刻意识到，这就是我等待已久的东西。

---

⊖　Arianna Huffington，希腊裔美国作家，《赫芬顿邮报》(The Huffington Post) 就是她创办的。——译者注

我到商店买了一瓶橄榄油, 开始吃草饲牛肉, 放弃了谷物, 改喝绿茶, 还买了一些甜菊糖增加甜味 (偶尔为之)。我还开始吃更多的有机蔬菜 (实际上是每天都吃)。

以前, 我患有关节炎, 尤其是在晚上, 我会痛醒好几次。如果说睡眠模式有所变化就是这种饮食发挥作用的证据, 那么光为了这个原因, 尝试一下也值了。现在只过了 6 个星期, 效果太惊人了。

## 减少压力、获得平静的四种简单办法

在我执笔的《当萨满巫士遇上脑神经医学》(*Power Up Your Brain: The Neuroscience of Enlightenment*) 一书中, 埃尔伯托·维罗尔多 (Alberto Villoldo) 医生向我讲述了科学怎样逐渐理解人类神经形成的故事。虽然科学家早就在其他各种动物身上证明了神经形成, 但直到 20 世纪 90 年代, 研究焦点才转向人类。1998 年,《自然医学》(*Nature Medicine*) 杂志发表了瑞典神经病学家彼得·埃里克森 (Peter Eriksson) 的报告, 他指出大脑里存在神经干细胞, 这些干细胞不断补充, 并可以发育成脑神经元。

他的确是正确的: 我们每分钟都在经历大脑的"干细胞治疗"。我们并不始终保持有限数量的脑细胞; 相反, 大脑是柔韧的, 可以不断制造新细胞和新连接。这叫作神经可塑性。它解释了中风受害者是怎样学会重新说话的。

2014 年 9 月, 我有幸为交流大脑健康最新研究的国际研讨会担任会议主席。加利福尼亚大学旧金山分校神经学家兼荣誉教授迈克尔·梅策尼希 (Michael Merzenich) 博士 (他也是大脑神经可塑性研究的顶尖先行者之一）解释了生活方式因素（有些说不定会吓你一跳）为什么真的会影响大脑建立新连接的能力。

我已经讨论了哪些事情对大脑有积极影响，比如体育锻炼、获得安宁的睡眠、采用生酮饮食、服用特定营养补剂（如姜黄素、ω-3 脂肪 DHA 等）。这些方法还有减少大脑及身体日常压力的附加作用。压力始终是人类生活的一部分；关键是屏蔽不必要的压力，保护、促进相关的神经连接。除了饮食、锻炼和睡眠，还有其他途径可对大脑及其连接施加积极影响。如果我们花少许时间，改变自己对周遭世界的看法，按特定的方式行事，进一步减小身体压力，就能朝着好的方向改变大脑的生理及功能结构。为此，我想简要勾勒一下另外 4 种能为出现上述结果给予协助的办法。

- ⊙ 拉伸感恩肌肉。
- ⊙ 保持强大的社交网络（以线下为主）。
- ⊙ 规划个人关机时间。
- ⊙ 多多投入大自然。

### 拉伸感恩肌肉

科学这样说：我们越是觉得感恩，大脑在生理上，甚至在情绪和精神上，就变得越发有弹性。

我想举个例子，解释一下怎样在逆境下寻求将感恩这个概念融入生活。几个月前，我收到一封电子邮件，并附上了链接，是一篇介绍我的杂志文章，里面全是负面的话语。作者写这篇文章（对我做了一系列的指责和贬损），显然只是因为他要推出新书了，所以想给自己和新书拉些关注。我的第一反应（来自我较为原始的大脑中心）是火冒三丈，气得要死，我强烈地想要报复。

接下来的几个小时，我收到了更多关心我的朋友发来的邮件，想知道我会如何"回应"。我记得很清楚，我接到代理人和出版商的电话，他们问我："你打算怎么办？"我回答说："老天保佑他。"受了这么一番攻击，我一开始当然很生气，但我意识到，作者写了一篇这么贬损我的文章，我该感谢他才对，因为这给了我一个机会，去真正体验"不受他人界定"是怎么回事。这一体验是相当积极的，因为它强化了我的自我意识。

感恩在实验室条件下得到过研究。2015 年，印第安纳大学的研究人员观察了两组正在接受抑郁／焦虑治疗的人。一组人受邀参与感恩写作训练，另一组人作为对照组，不参加训练。所有人每星期都要接受一次心理咨询，参加感恩写作小组的人在最初的 3 次咨询中，每次都用 20 分钟来给生活里的人写感谢信。心理咨询结束后 3 个月，借助大脑扫描仪，两组受试者都参与了一场巧妙的实验。

参与者置身于一台特定的类似功能性磁共振成像仪的机器之下，假想捐赠人给了他们数额不等的一笔钱（也是假设的钱）。为了增加真实意味，屏幕上会出现捐赠人的名字和照片，好让参与者看到。研究人员告诉参与者：如果他们想要对这笔钱表示感激之情，可以把部分或全部资金捐给指定的第三方或慈善机构。这太有违常理了，看起来像是个奇怪的实验。但研究人员告诉参与者，减去捐给第三方或慈善机构的钱，剩下的钱会真正有人拿到。通过这样的方法，研究方收集到了数据。

研究人员发现，平均来说，人报告的感激之情越强，放弃的钱就越多，扫描到的大脑活动也就越多（尤其是正常而言与情绪并不相关的区域）。这意味着感恩是以独特方式影响大脑的一种独特情绪。此外，研究人员发现，练习感恩有长期和短期效果。和对照组相比，参加感恩写作的人不光在进行练习的两星期后报告说察觉到更多的感激，甚至几个月之后，大脑扫描仍显示出更多与感恩相关的活动。他们大脑中的连结方式，仍然有许多与感恩相关。

这里的关键点在于，感恩发挥作用主要是因为它为新一轮的感恩提供了养料。它可以自我维持。表达感激时，你会变得和它更契合，从而让你享受到它带来的更多心理益处。用研究者的话来说："……你甚至可以把大脑看成一种感恩'肌肉'，可以经过锻炼加以强化（当然了，和可以靠多加练习来培养的其他若干品质没什么不同）。如果确实如此，那么你越是努力地感恩，你未来自发产生的这种感觉就越多。"

练习感恩最简单的一种方法是，记录专门的练习日志。每天花两分钟，睡前就行，写下几件你心怀感激的事情。它们可以是这一天里发生的小事，也可以是稍微重要些的经验，又或者是写给特定某人的便签，感谢他为你带来的积极影响。试着写一封信，感谢某人出现在你的生活当中，寄出去！

## 保持强大的社交网络（以线下为主）

我最喜欢的一句话，来自纳京高（Nat King Cole）1948 年的歌曲《自然之子》（*Nature Boy*）。他唱的是，爱是人能学会的最重要的事情——爱别人，被人爱。我曾经读到过，临终关怀机构的工作人员经常听到类似的问题：我得到过爱吗？我给予的爱足够好吗？这些人正处在人生中最重要的一个瞬间，所有琐碎的压力都消失了，唯一留下来值得思考的就是：他们爱的馈赠。毕竟，爱意味着一切。我始终想着同情和爱的力量——来自我们维系的人际纽带，有些是长期的，有些持续时间短但影响力深远。为说明这是什么意思，我想讲述一个亲身经历的故事。

30 年前，我终于完成了住院医生培训，接到了来自佛罗里达州那不勒斯市一支知名神经病学家团队的工作邀约。我开始工作后不久，碰到了迈克·麦克唐纳（Mike McDonnell），他是名律师，办公室就在我们楼上。迈克有着南佛罗里达特色的开朗性格，我们很快成了亲密朋友。我们开始晚上在一起消遣，弹吉他，跟其他朋友们唱歌。迈克成了我生活中重要的一部分，我的未婚妻和我甚至邀请他在我们的婚礼上表演，而他和他的妻子妮娜，还跟我们一道度了蜜月。迈克也是我女儿雷莎的教父。

所有医疗方面的事情，迈克都向我求助；反过来说，所有法律事务，我也都依靠他那颗了不起的脑袋。2016 年 2 月初，我猝不及防地收到了来自他妻子的短信。短信里说："快来，迈克要不行了。"我冲到本地医院，发现我的朋友正在病床上挂着呼吸机，他妻子和 3 个孩子（他一共有 5 个孩子）陪在床边。我立刻知道，我必须肩负起神经病学家的任务，马上给他做检查。我查看了他的大脑扫描，知道迈克经历了一场严重的中风，大脑功能几乎完全丧失。

我向迈克的家人和朋友解释了情况的严重性。我们安排迈克转移到了重症监护病房。靠着生命维持设备，他的情况保持稳定。很幸运，这使他所有的孩子都来得及赶到医院，陪伴迈克度过了生命的最后时刻。

夜里 11 时 14 分，迈克离开了我们。

次日，以及那天晚上，我一直在想迈克。说来也巧，迈克的一位密友（和我们也很熟），正在当地一家餐馆弹钢琴。表演期间，这位密友提到前一天我们失去了一位亲密的朋友。当天晚上吃完饭，我们和朋友聊了一会儿，说起迈克和他的离去。回家以后，我感到难受极了，

颤抖、恶心。深夜两点，我好不容易才睡着，到第二天醒来，我知道
事情有些不对劲。

原计划是第三天为迈克开追悼会，我们把照片收集起来怀念他。
结果，我们不仅有很多他的照片，还有一张 DVD，内容是多年前我
们的小乐队在一场筹款活动上的表演。跟妻子和女儿看完视频后，我
感觉自己得躺倒在沙发上。我说不清是怎么回事，但我的的确确头晕
目眩，心脏跳得厉害。接着，我视力不清。我叫来妻子，告诉她我现
在的感觉，她打了 911。救护车到达之前，消防员先来到了我家客厅。
一个年轻人问我感觉如何，我跟他说我的心脏怦怦乱跳。他问我是否
承受着压力，或正在经历紧张的事件，我突然老泪横流，说了朋友去
世的事情。消防员认为我的症状与焦虑有关，鼓励我深吸一口气，尽
量放松。根据我的从医经历，我当然知道自己处在焦虑状态，但我也
知道，除此之外还有些别的事情，尤其是，我摸了摸自己的脉搏，它
不光快，还很紊乱。

救护车到达时，我的心脏跳动不规律，心率高达 170。我被送到
本地一家医院，接受静脉注射药物以减缓心跳，但两次都失败了。此
时，我被转到了重症监护室。减缓心率的药物逐渐增加，但我的心率
仍然高得危险。最后，重症监护护士鲍勃解释说，药物已经给到了最
大剂量，需要添加第二种药物。我知道，如果药物再次失败，医生就
会考虑给我做心脏电复律，换句话说，我会接受心脏电击，强迫它回
到正常节奏。

夜幕降临，我开始和鲍勃交谈。他解释说，他曾在急诊室的创伤
科担任护士，还讲述了自己在那里的一些经历。听完他的故事，他对
我的善意和希望我好转的心愿完全打动了我。他仔细调整了我用的药，
继续向我述说他人生中经历过的一些最有意义的事情。

在他讲述期间，我闭上眼睛，突然感到一阵猛烈的感激之情，不光是为我与迈克的友谊，也是为与正在照料我、与我分享人生故事的鲍勃新建立起的纽带。我只能把这种感觉描述成一种爱。就在那个瞬间，我的身体里充满这种情感的时候，我的心跳恢复了正常。

你可以想象，在重症监护室里睡觉很难。这一夜里我睡睡醒醒，每次醒来，我都会看看床边的心脏监视器，以确保心律保持正常。凌晨4点过一点，我再次醒来，但这一回，屏幕上没有脉搏了。它成了一条直线。我以为这是在做梦，但我又很清醒。我伸出手，发现心脏监视器的导线脱落了。我很快把它重新接上，监视器立刻恢复了正常的心脏跟踪。

心脏科医生第二天早上赶到时，我已经起床做起了瑜伽。我的心脏和所有生命体征都恢复了正常，除了建议我服用阿司匹林之外，医生再无其他用药。

多年来，我常碰到人们问我："是什么让你进入整体医学的？"我总是说，并没有什么单纯的推动力。但我绝对可以说，我在医院的这次经历（先是迈克，之后是鲍勃），是我人生里的一个关键转折点。离开医院时，我整个人都变了。过去，关于压力造成的不利影响，我做过讲演，也写过文章，但这一回发生的事情让我更加确信无疑。但更重要的是，它们带着我走到了一个能充分理解爱之意义的地方。我们固然爱自己的家人和朋友，但至少就我而言，对其他人的爱与感激，却是一种意外之事，不过我现在完全欢迎它。这是迈克留给我的最后礼物。他其实是和我的父亲同一年过世的。我的父亲是一位敬业的医生，一辈子都在向身边的所有人强调，对他人的同情至关重要。

当你被人所爱，也给他人以爱，你身体内的每个细胞都得以在最大性能下运转。如果爱是健康与幸福唯一最重要的成分，那么，就我所知，尽量去爱，尽量享受它带来的回报，是持续治愈的最佳方式。你要通过维系强有力的社交网络来实现它。打开心扉，接受意想不到的新人（比如鲍勃）进入你的生活，这些能长时间地滋养你的人际纽带。你永远不知道，当面对严峻的挑战，必须承受一段生命悲剧的时候，你会需要哪些人的陪伴。

毫无疑问，社会关系改变了我们的生理状态和幸福感。你大概会惊讶地发现，我们的健康性质竟然取决于人际关系的性质（我们与他人的关系、我们与自己的关系）。归根结底，我们是非常社会化的生物。最近的研究甚至揭示，我们与他人之间的纽带能够带来长寿。2015 年，北卡罗来纳大学教堂山分校的研究小组想要了解社会关系对健康有怎样的影响。他们尤其想知道，随着年龄增长，社会关系会怎样"深入骨髓地"影响人的生理健康。他们想解答的问题包括：这些影响会在人生的什么时候出现？它们会带来什么后果？它们会随着人年龄增长而变化吗？它们能持续多久？

研究人员把来自 4 次大规模调查（涉及全美从 12 岁的青少年到 85 岁的老年人，总计 14 600 人）的数据进行综合，考察了若干参数。就社会纽带而言，他们考量了社会融合、社会支持和社会压力。而对生理状况的分析，他们考量了健康的 4 个常见指标：BMI 指数（身高与体重的比值）、腰围、血压和 C 反应蛋白（评估全身性炎症）。这些生理标志与许多疾病（包括心脏病、中风、痴呆症和癌症）的风险挂钩。一些结果并不出奇，但另一些叫人惊讶。我们从先前的研究中已经知道，拥有较大社交网络的老年人往往比没有这种社交网络的人活得更长。但本项研究首次揭示：社会纽带能降低所有人的健康风险——从少年到老人。更令人惊讶的发现是：青少年社交孤立，能造成和身体欠缺活动同样严重的炎症影响，拥有强大的社交网络可以让人免受肥胖困扰；就老年人而言，对于高血压的发展和控制而言，社交孤立的影响比糖尿病还大；就中年人而言，社会纽带的质量比数量更重要。

不管处在人生的什么阶段，我们都可以从这份全面而创新的研究中获益良多。我们维持的人际关系，影响着我们的健康，而且关系的质量胜过数量。你和别人的关系如何？你有值得信赖的朋友吗？你的婚姻令你感到人生丰富多了，还是给你带来了大量的艰辛与压力？朋友、同事或熟人圈里的坏消息或霸凌行为，会严重降低你的生活质量吗？你喜欢自己吗？

培养健康的人际关系，首先是要和自己建立起健康的关系。这样，你才能把这种对内的爱扩展到他人以及你周围所有人身上。你在人际关系里越是开心，就越容易出色地决定自己所做的事情。

就算如今有越来越多的软件和工具可与他人随时连接，但心怀失联感的孤独者同样越来越多。我们通过社交媒体建立的人为关系越多，彼此之间真正相处的时间就越少。为此，请尽量采用真实而亲密的方法来滋养自己的人际关系。安排更多的时间，与那些能激发你、鼓励你、帮你减轻压力的人在一起。不要依靠社交媒体。社交媒体平台自有它们的用处，但你不能用它们来替代真实的面对面互动。出门去，和别人一起做点儿事。一起尝试新的爱好。以下是一些设想。

- ⊙ 和伴侣或最好的朋友安排一个约会之夜（看电影或者共进晚餐），每星期至少一次（或每个月两次）。这不是说你们必须到外面去。在家里一起做饭，蜷进沙发看看电影也可以。
- ⊙ 和亲密的朋友每星期某天晚上聚会一次。让大家自带菜品，吃百家饭。
- ⊙ 和每星期都能见到的朋友找一天上午去郊游或远足。

- 周末拿起电话，拨给在外地生活的好朋友（至少一个）。跟进对方的现状。

- 和最亲近的人（伴侣、好友或者是年纪足够大的孩子）保持一种日常仪式，每天做。这种仪式可以是任何事，简单地聊聊当天发生的情况，你在想什么，或者分享书里读来的一段话。每天早上，我都会和妻子分享一段引言。对我们来说，它可以提醒我们生活中哪些事情重要而有意义。它对我们的社会纽带也大有好处。我们发现，晨读一整天都飘荡在我们身边。我常在白天重新审视我们所读的内容。

- 在生活里设定一些不容商榷的习惯，比如下午 5：30 准时下班，这样可以回家和孩子共进晚餐。星期天从所有电子设备上离线，专注于培养面对面的关系。每星期至少找一天不用电子设备。

- 巩固现实生活里的个人关系和其他支持健康及福祉的策略同等强效。

## 规划个人关机时间

感到生病、疼痛、愤怒、沮丧、疲惫、不知所措、渴望休息的时候，你尝试过给自己充电吗？你有固定的个人停机时间吗？听起来很像是老套的"放松"，因为它能"减轻压力"，但如今，它变得更为重要了，因为我们似乎对忙忙碌碌变得太过看重。技术提供了无休止的娱乐和忙碌机会，但它们也会分散注意力，占用时间。举例来说，新近出现了一些神经科学研究，认为对电子设备太过依赖，损害了我们的反省能力。我们用手机用得太多了：2015 年，科学期刊 *PLOS One* 上发表了一篇论文，指出人们严重低估了自己的智能手机使用量。

你大概认为自己平均每天看手机 37 次（该研究的参与者们就是这

么想的），但实际数字接近 85 次！如今，你每天花在手机上的总时间大概是 5 个多小时。

我们一天有超过 1/4 的时间沉浸在信息超载当中。有些信息是有价值的，但也有不少信息相当于喂给大脑的垃圾食品。大量的数字输入有可能妨碍我们学习、记忆信息或发挥创造力。我们中有些人甚至连带薪休假都拿来工作了。故此，安排个人关机时间至关重要，它能使我们的身体从压力中恢复，自我更新，积蓄更多的力量和精力。在关机期间，养成与自己进行有见地且不分心的对话习惯。确保内心对话帮助你保持积极、乐观的心态，随时身心在场。

加利福尼亚大学旧金山分校的科学家们发现，如果大鼠体验某种新颖的东西，比如进入一块新区域，大脑便会显示出新的活动模式。然而，如果大鼠在探索过程中得不到休息，这一新鲜体验就不能在其大脑里变成坚实的记忆。研究人员认为，这些发现也适用于我们人类的学习。关机使大脑可以休息，巩固了体验，把它们变成永久性的长期记忆。如果大脑不断受到刺激，这一过程可能就会受阻。

自我照料始于自我发现。我们必须不时地停止收集想法，定期核对目标，这很重要。你每天、每星期、每年都应该这么做。以下是一些点子。

⊙ 每天，给手机设定一个关机时间，在此期间，你不回复一切非紧急电话、电邮或短信，专注地练习深呼吸。这将使你的思想和身体平静下来，帮助你对自己的感受和想法进行评估。做法如下：舒服地坐在椅子或地板上。闭上眼睛，放松身体，脖子、胳膊、双腿和背部所有绷紧的地方都松弛下来。通过鼻子尽量长地吸气，随着胃部往前凸起，你会感到膈肌和腹部在往上提。等你觉得肺部吸满时，再往内吸一小口空气。慢慢呼气，把肺部的所有气体都排出去。坚持做至少五组深呼吸。接着，睁开眼睛，问问自己：我的身体在总体上是否感觉良好、充满活力。对有些人来说，早晨刚起床（拿起任何数字设备之前）是深呼吸的理想时段。在手机上设定每天下午三点钟的闹钟也很好。让它成为你日常生活的一部分。另一个点子是，用一段励志引言结束深呼吸。有关示例，请参见下面方框中的内容。

○ 每星期或每月一次，询问一些有关自己的更为宽泛的问题，比如你是否感到满足，你的身体感觉怎样，你的人际关系状态如何。有没有什么人，你应该多花些时间陪伴？有没有什么人，你最好跟他断绝往来？生活中是否有什么事给你造成了极大的压力和焦虑？你可以怎样加以补救呢？

○ 每年制订新目标，迎接任意挑战。着眼于宏大目标，比如某件你想完成但又需要长期规划的任务。下一年或者未来十年你想做些什么？找一份新工作？打磨一项技能？尝试一种新爱好？创业？攀登乞力马扎罗山？到欧洲旅行？做更多志愿工作？报名参加绘画班？参加周末静思活动？写回忆录？

如前所述，用日志把自己的想法、目标、感受、焦虑和对自己影响最大的事情记录下来，是一种很有帮助的做法。有了记录，你可以在事后进行审视，缓解担忧，并赋予自己责任（日志要记录哪些东西，可以参考第 137 页）。

结束深呼吸有一种很棒的做法，那就是朗读一句简短而有意义的引言。下面举了 30 个例句，能帮助你上手。

1. 生大材，不遇其时，其势定衰。生平庸，不化其势，其性定弱。——老子

2. 此时不搏，更待何时。——民间谚语

3. 世界上最美好的东西，是看不见也摸不到的——它们必须用心灵去感受。——海伦·凯勒

4. 我们必须对计划好的生活放手，才能迎接正等着我们的生活。——约瑟夫·坎贝尔（Joseph Campbell）

5. 我们最大的弱点在于放弃。通往成功最有把握的方法，永远是再试一次。——托马斯·爱迪生

6. 不要屈服于恐惧，要向希望和梦想求助。不要想着沮丧与挫折，要思考你未尽的潜力。别牵挂那些尝试过又失败了的事情，而要把还能做些什么放在心头。——教皇若望二十三世

7. 如果你希望别人快乐，练习一下同情心。如果你希望自己快乐，练习一下同情心。——佛家语

8. 毅力不是一场长跑，而是许多趟短跑，一趟接着一趟。——瓦尔特·艾略特（Walter Elliot）

9. 耐心和毅力有一种神奇的效果：一碰到它们，困难和障碍就消失了。——约翰·昆西·亚当斯（John Quincy Adams，美国政治家）

10. 当我们表达感激时，千万不要忘记：最高级的感恩不是说出什么样的话，而是践行感恩。——约翰·肯尼迪（John F. Kennedy）

11. 真正的成功是克服对不成功的畏难心理。——保罗·斯威尼（Paul Sweeney）

12. 和平不是没有冲突，而是用和平手段处理冲突的能力。——罗纳德·里根（Ronald Reagan）

13. 一旦接受自身的局限性，我们就能超越它们。——阿尔伯特·爱因斯坦

14. 请赐我宁静的心，去接受我不能改变的一切；请赐我勇气，改变我能改变的一切；请赐我智慧，分辨两者的区别。——《宁静祷文》(*The Serenity Prayer*)

15. 真正的安全感，不来自拥有或占有，不来自要求或期望，甚至不来自希望。一段关系中的安全感，不来自回望前尘，不来自展望未来，而来自活在当下，接受现实。——安妮·默洛·林德伯格（Anne Morrow Lindbergh）

16. 永不放弃，对自己做的事情有信心。可能会有严峻时期，但是你面对的困难，会让你更坚定地去实现目标，战胜一切不利因素。——玛塔·维埃拉·达席尔瓦（Marta Vieira da Silva，巴西女足前锋）

17. 陪我共度逆境的朋友，我永远最为珍惜。黑暗中帮我缓解阴郁的人，比愿意在繁荣时陪我共享阳光的人，更值得我信任。——尤利西斯·格兰特（Ulysses S. Grant，美国军事家）

18. 信仰是未明破晓时便感觉到光、唱起歌来的小鸟。——泰戈尔

19. 人一生中有两个大日子：我们出生那一天和我们明白为什么那一天。——威廉·巴克莱（William Barclay）

20. 教育没有止境。不是说你读了书、通过了考试，教育就完成了。从你出生直到死，整整一辈子都是学习的过程。——吉杜·克里希那穆提（Jiddu Krishnamurti）

21. 你的任务不是寻求爱，而是寻求并发现你自修自建自我围困的墙。——鲁米（Rumi，伊斯兰教苏菲派神秘主义诗人）

22. 你们中间谁是没有罪的，谁就可以先拿石头打她。——耶稣

23. 你可以到整个宇宙里寻找一个比你自己更值得爱与珍惜的人，但你哪里也找不到。你，你自己，就像宇宙中的任何一个人一样，值得你的爱与珍惜。——佛陀

24. 我们自己总是会觉得我们的所作所为犹如沧海一粟，但是这一整片大海却少不了这一粟。——特蕾莎修女

25. 想到未来很快就会变成过去，我们必须欢迎未来；想到过去曾经是人类的一切，我们必须尊重过去。—— 乔治·桑塔亚纳（George Santayana，西班牙裔美国哲学家）

26. 不管怎样，人性还是善良的。——安妮·弗兰克（Anne Frank）

27. 比失明更可怕的事只有一件：看得见，却没远见。——海伦·凯勒

28. 到头来，你活了多少岁不算什么。重要的是你是如何度过这些岁月的。——亚伯拉罕·林肯

29. 譬如为山，未成一篑，止，吾止也！譬如平地，虽覆一篑，进，吾往也！——孔子

30. 接受挑战，你才能感受到胜利的狂喜。——乔治·巴顿（George S. Patton）

## 多多投入大自然

人类的祖先过去主要在户外劳动、生活，但如今的人很少再这么做了。我们在室内生活和工作，被电子设备、椅子、沙发、会议和家务所困。出门散步、远足，或是在露天里做其他任何事情都让人振奋，这是有着生理原因的。出门去，与植物及其他活生生的东西相处，能通过一连串的生化反应，提升幸福感（包括对思维和神经系统的真实平静作用）。

无论你住在大城市还是农村，每天都尽量多往自然环境里走一走。午饭后到公园里散散步。工作时，尽量坐在窗户边有风景的位置，或是在家里风景最好的窗户前摆张椅子。观察风中树枝的摇曳，附近的鸟儿和其他生物的运动。天气好的时候，安排到户外去锻炼。沿着自然的山路水路呼吸赏景。享受黎明的第一缕光线和傍晚落日的余晖。晴朗的晚上去观星。别忘了把大自然带到室内来。用活的植物装点房间和办公室。这些植物能保持空气清新，让大自然母亲与你更接近。你马上会读到，它们还能帮助你清除实体环境里的毒素。

## 为实体环境排毒

请允许我直话直说。我们生活在化学物质的海洋当中。科学家曾测量过所谓的"身体负担"（也就是身体组织中毒素的含量），发现全美国几乎所有居民，不管住在哪里、年龄几何，身体里都囤积着可测量出来的合成化学物质，其中不少物质还是脂溶性的，故此可以无限期地存储在脂肪组织里。与其对这些化学物质进行一一检查，我更希望人们对其加以监管。很遗憾，研究要花上几年甚至几十年的时间才能收集到足够的证据，让政府撰写新的标准或法规，甚至勒令危险产品下市。2014 年,《危险材料》(*Journal of Hazardous Materials*)杂志发表了一篇荟萃分析,考察了 14.3 万篇经同行评议的论文,跟踪有毒化学品的出现和衰退模式。这项研究暴露了可悲的真相:恰当的行动就绪,平均要花 14 年。故此,我们只有多靠自己了。

好消息是,"谷物大脑完整生活计划"能在这件事上帮你的忙。不要等到官方宣称某件东西危险之后再从生活里屏蔽它;只要存在可疑之处,就别把它往身边带。

我已经对草甘膦(孟山都旗下"农达"除草剂里的主要成分)提出了反对意见。为了维持更干净的生活方式,这里还有一些额外的点子。

⊙ 购买罐装食品时,请确保罐头内层不含双酚 A 成分。请注意罐头上的"内层不含 BPA"标签。

⊙ 不使用不粘锅和同类的其他炊具。特氟龙涂层的商品含有全氟辛酸(PFOA),美国环保局已将其列为可能的致癌物质。铸铁、陶瓷、无涂层不锈钢或玻璃炊具,都是很稳妥的选择。

⊙ 尽量减少使用微波炉。不要将塑料包装放入微波炉。不要把热食放在塑料容器里,因为塑料会释放能被食物吸收的讨厌化学物质。

⊙ 不使用塑料水瓶,或至少不使用瓶身带有"PC"(polycarbonate,聚碳酸酯)标签、小三角里标号 3/6/7(意思是可回收)的塑料水瓶。购买由食品级不锈钢或玻璃制成的可重复使用瓶子。

⊙ 对于卫生用品、除臭剂、肥皂、化妆品和一般性美容产品,多换用不同的品牌。记住,皮肤是身体的主要入口,你涂抹在皮肤上的东西,说不定会溜进体内造成伤害。寻找真正的美国农业部有机认证,选择含有更安全成分的产品。最安全的产品,可以登录 www.ewg.org 和 www.ireadlabelsforyou.com 网站查找。研究已经指出，内分泌干扰物（也叫 EDC）会破坏正常的代谢，甚至带来体重的增加。最阴险的有毒化学物质包括以下几种：

- 碱式氯化铝（用于除臭剂）
- 顺丁烯二酸二乙酯（用于香水、洗涤剂和其他个人护理产品）
- 甲醛和福尔马林（用于指甲产品）
- "芬芳剂"和"香精"（用于香水、洗涤剂和其他个人护理产品）
- 对羟基苯甲酸酯（甲基、丙基、异丙基、丁基和异丁基，用于化妆品、洗涤剂和其他个人护理产品）
- 聚乙二醇（又叫 PEG 或 polyethylene glycol，用于护肤品）
- 十二烷基硫酸钠（SLS）、十二烷基醚硫酸钠（SLES）和十二烷基硫酸铵（ALS）（用于各种产品：洗发水、洗手液和清洁剂、液体肥皂、洗衣粉、染发剂和漂白剂、牙膏、粉底和沐浴油 /沐浴盐）
- 三乙醇胺（TEA，用于护肤品）
- 甲苯和邻苯二甲酸二丁酯（DBP，用于指甲油）
- 三氯生和三氯卡班（用于抗菌洗手皂和部分牙膏）

- 选择不含合成化学品的家用清洁剂、洗涤剂、消毒剂、漂白剂、去污剂等（寻找使用天然无毒成分的品牌；www.ewg.org 网站又一次能帮上忙）。要不然，可以自己制作：用硼砂、小苏打、醋和水，能制成简单、便宜和有效的清洁产品（请参见第 129 页方框中文字）。

- 室内空气飘荡着来自家具、电子产品和家庭用品的所有颗粒物质，毒性远远高于室外空气。如果可能，请保持良好的通风，并安装 HEPA 空气过滤器。每隔 3～6 个月更换一次空调和取暖器的滤芯。每年清洁管道。避免使用空气除臭剂和插入式室内清洁剂。使用带有 HEPA 过滤装置的吸尘器，减少表面有毒灰尘和残留物。打开窗户，让房间自然通风。

⊙ 请客人们进门时换鞋。

⊙ 植物（如吊兰、芦荟、菊花、非洲菊、波士顿蕨、常春藤、喜林芋）能为环境自然排毒。尽量在家里多种些。

⊙ 购买衣服、布料、软垫家具或床垫时，请选择不含阻燃、防污、防水涂料的天然织物制成品。（有些州规定产品必须含有一定的阻燃剂，但请尽量寻找最为天然的产品。）

⊙ 跟本地园艺店的员工聊聊，请他们推荐自家花园所用的农药和除草剂，防控害虫。

## 3 种自制清洁用品

### 通用清洁剂和除臭剂

⊙ 1/2 杯小苏打

⊙ 2 升温水

将两种成分混合，装在喷雾瓶中。

### 玻璃和窗户清洁剂

⊙ 4 杯水

⊙ 1 杯白醋

⊙ 1/2 杯 70% 的消毒用酒精

⊙ 2～4 滴精油（可选，用于制造香味）

将上述几种成分混合，装在喷雾瓶中。

### 消毒剂

⊙ 2 茶匙硼砂

⊙ 1/4 杯白醋

⊙ 3 杯热水

将上述几种成分混合，装在喷雾瓶中。

要把家里所有存疑的产品清理掉，替换为其他产品，这看起来似乎是桩累死人的任务，但你不必感到压力重重，也用不着一天就干完。一次只收拾一间屋子，或只解决一种产品即可。你的目标是尽可能根据自己的经济负担能力，改变你愿意改的地方。作为 14 天菜单计划中的部分日常对照表，我想请你做一件有助于为实体环境排毒的事情。

但在这之前，还有一步能帮你把这些点子都组合到一起：制订相应的计划。

# 第 7 章

# 第三步：制订相应的计划

你的身体喜欢也渴望前后一致、方便预测。事实上，如果你非要逼它和自然节奏脱节，那它一定会以微妙的方式造反。跨越多时区出行、暂时放弃惯常的习惯为什么会让人觉得艰难、不舒服，一部分原因就在这里。聪明的身体会想方设法地把你尽快拉回正轨。减少身体承受的不必要压力，维持平衡的内稳态，最简单的一个办法就是尽量全年（包括周末和节假日）保持稳定的日常生活。这要求你提前把日子计划好。

我们所有人都会因为工作职责、社会需求和突发事件偶尔违背这条规则，但你可以看看，能不能把对健康影响最大的三个方面规范起来：什么时候吃饭，什么时候锻炼，什么时候睡觉。只要做得到，你的感觉就会截然不同。坚持习惯，为不可预见的挑战（它们有可能搞砸你在本书框架下找到的全新生活方式）做更充分的准备，也能有所帮助。

有鉴于此，我想给你一些指导。

## 什么时候吃饭

卡路里无法判断时间，但身体能，而且身体对卡路里的吸收怎样，取决于一系列因素（没错，你猜得对，在一天中的什么时候进食，就属于此类因素）。

人人体内都有一套生物钟，帮助身体管理，控制昼夜节律（即身体的日夜感觉）。这种节律是按照与 24 小时太阳日相关的重复活动模式来定义的，包括了你的睡眠—清醒周期、激素的升降和体温变化。最近我们发现，如果这些时钟不"准时"（即运行不正常），就会导致饮食失调，并招来体重问题。例如，很多文献记录都说明，肥胖的人常常破坏昼夜节律，这使他们常在不规律的时间，尤其是深夜进食。肥胖的人也经常出现睡眠呼吸暂停，这进一步扰乱了他们的睡眠节奏。而且，如你所知，睡眠不足会影响食欲调节激素（如瘦素和饥饿素）的平衡，进一步加剧问题。

在第 4 章，我给了你一些间歇性禁食的参考指标，建议你一星期偶尔一两次不吃早餐，一年 4 次禁食 72 小时。这里还有一些额外技巧，我建议你每天下午 3 点之前摄入更多卡路里，以免晚餐吃得太过丰盛。睡前 4 小时内别吃东西。（你可以喝水，喝不含咖啡因的茶，但不要在睡前半小时内喝任何东西。否则，你可能会半夜醒来上厕所。）

最近，哈佛大学布列根和妇女医院、塔夫茨大学和西班牙穆尔西亚大学的研究员联手在西班牙海滨小镇穆尔西亚做了一项研究，揭示了下午 3 点前吃午餐的力量。西班牙人总是把午餐作为一天中的主食。令研究人员感到惊讶的是，在所有因素都相同的条件（如每天摄入的总卡路里、活动水平和睡眠质量）下，午餐吃得更晚的人在减肥方面更纠结。研究中的所有参与者（共 420 人）均超重或肥胖。所有人都

安排了同样的减肥计划（持续 5 个月时间）。但他们并不在相同的时间
吃午餐，也并未减重相同的程度。一半的人下午 3 点之前吃午饭，另
一半下午 3 点之后吃。在 20 个星期里，午餐吃得早的人，平均减掉了
20 磅（约 9.07 千克）；午餐吃得迟的人，平均减掉了 17 磅（约 7.71 千
克），而且速度较慢。

　　我们凭直觉知道，一天快结束的时候暴饮暴食不是个好主意。那
时候我们应该已经很累了。就连我们的大脑也累得没法做决定了，所
以我们会瘫在餐桌边不动脑筋地吃个不停，选择各种不健康的食物和
甜点。尤其是，如果我们忙碌了一天，完全没吃午饭，只零零散散地
吃了些没什么营养的人造食品，事情就更容易变成这样。要是我们进
食之后隔了很久，一天里的早些时候没能摄入足够的卡路里，那就很
容易晚饭时吃太多，因为身体想要弥补这些缺失的卡路里。这是对生
理和代谢的干扰。我建议采取以下措施来避免这种情况，最大限度地
满足身体的能量需求。

⊙ 周末时，从工作和个人职责的角度，规划下一周的饮食安排和餐
　饮内容。用日志来做计划（参见第 137 页）。选择其中的一两天跳
　过早餐。在这些日子，一定要在上午 11:30 到下午 1:30 之间吃
　一顿营养丰富的午餐。

⊙ 按照你制订好的饮食计划，写出采购清单。别忘了把零食包括在
　内。下星期开始前完成采购，把食物分门别类地放好。你肯定不
　希望星期一早上醒来手忙脚乱地寻找早餐内容，或是不知道该打
　包些什么东西当午餐。

⊙ 找出你离家时可以带哪些餐点和零食当午餐。

　　你对饮食习惯所做规划越多（什么时候吃、吃些什么），就越能够

轻松地坚持该计划，获取健康收益。锻炼也是一样。

## 什么时候锻炼

下午过半后和傍晚时，体温和睾酮等激素处于高峰状态，身体可能是更为强壮的，但这并不是说你非得在这个时段参与体力活动。你应该把锻炼安排在最适合自己的时间。与其担心一天当中什么时候最能刺激身体保持活跃，不如真正去开始锻炼。有些人喜欢早晨慢跑，有些人则喜欢在一天快结束时开始锻炼。

不过，请记住，每天用一个小时努力锻炼，并不能消除其他时间全都坐着带来的后果。越来越多的研究表明，哪怕进行大量的体育活动，患病和死亡的风险仍有可能提高——就跟吸烟一样，不管你在其他方面的生活方式有多健康，它都会带来危害。如今，我们很多人一出门就钻进汽车，接着坐进办公室的椅子，回家之后马上瘫倒在沙发里看电视，几乎不怎么动弹。不管我们从事什么工作，所有人一天当中都应该多活动。发挥创意，想一想怎样把待办事项清单里可以不怎么费力就做完的事情变成需要身体运动才能做好的任务。比如爬楼梯。比如把汽车停到离办公楼更远的地方。接听电话时使用耳机，这样你就能从办公桌旁站起身来了。午餐期间散步 20 分钟。主动制造更多的机会让身体保持活跃。以下是一些额外的提示。

⊙ 为下个星期设计餐饮规划的时候，把锻炼时间也安排好。同时，安排好你选择做哪些运动，并使用日志来完成这一规划（见第 137 页）。要记住，最低限度是每周 6 天，每天要做 20 分钟的有氧运动，并完成 3～4 次重量训练。留出更多时间来拉伸。想清楚哪些日子你打算做剧烈运动，哪些日子不那么激烈（请参考下文的样例）。在"休息"日（不一定是星期天），安排做一些柔和的事情，比如和朋友散散步，参加冥想瑜伽课程等。"休息"的意思不是说你一整天完全不活动。

⊙ 如果你患有睡眠障碍或是夜里难以入睡，请尽量在黎明时到户外去出出汗。清醒之后很快照射到日光（比如早晨去骑自行车、慢跑，开车去上健身课），可以有效重启你的昼夜节律。研究还证明，晨间锻炼可以降低全天的血压，夜间还会再降25%，这和更好的睡眠有很强的关系。

以下的锻炼计划样表适合已经具备了基本健身水平的人，其训练目标是：在整个星期当中靠高强度锻炼和更长时间的适度活动获得更多的力量，让身材变得更好。请注意，星期天不一定是"休息"日。闲暇更多的日子（对很多人来说，周末就是这样的日子）可以安排进行更久的锻炼。

**星期一**　午间快走（20～30分钟）；下班后到健身房进行重量训练和拉伸（20分钟）。

**星期二**　早上进行50分钟的室内自行车课程，拉伸10分钟。

**星期三**　忙得发疯的一天：白天任何时间快走30分钟，做晚饭时进行15分钟的重量训练和轻松的拉伸。

**星期四**　早上做30分钟的椭圆机，拉伸10分钟。

**星期五**　下午6点上流瑜伽课。

**星期六**　9点半参加周末集体快走团（90分钟）。

**星期天**　椭圆机（40分钟），重量训练和拉伸（20分钟）。

你的每周正式锻炼计划制订得越是具体，你就越可能坚持下去。

## 什么时候睡觉

请记住，身体，尤其是大脑，是在睡眠中恢复活力的。虽然我们一度认为身体所需的睡眠时长有个绝大多数人适合的神奇数字，但科学已经推翻了这一神话。每个人都有不同的睡眠需求。你需要多长的睡眠时间才能最优运转？把它找出来。

- ⊙ 根据你上午的工作，确定一个理想的起床时间。
- ⊙ 每天把闹钟设在该时间。
- ⊙ 该时间之前 8～9 小时上床睡觉，好让你能在闹钟响起之前就醒来。当晚的睡眠小时数，就是你的理想睡眠时长。

以下是一些额外的提醒。

- ⊙ 请运用我在第 6 章中勾勒的策略为睡眠做准备，充分利用睡眠时间。
- ⊙ 每年 365 天，争取每天都在同一时间上床、起床。周末、假期或度假时也不改变睡眠习惯。

你的目标是要在晚上 11 点之前睡着。晚上 11 点到凌晨 2 点对健康而言至关重要。此时，身体重振活力的力量将达到最高峰。

## 生命中的一天

整本书中，我一直提到使用日志。要规划、跟踪每一天的生活，除了写几本用于各种目的的日志，我再也想不到更好的办法了。它会自然而然地让你对自己的意图和目标负责。以下简要介绍 3 种我最推荐的日志。

- ⊙ 食物日志：你不仅要持续记录自己吃的东西，还要记下你计划吃的东西——整个星期的正餐和零食。周末提前看看下星期的情况，设计好每日菜单，写下你每一天会吃些什么，观察自己实际的执行情况和计划是否相符。注意哪些食材你喜欢或讨厌，写下你最喜欢的菜品和食谱。添加详细信息，比如哪些食物让你感觉特别好，哪些让你存疑。如果你按照自己的喜好调整了食谱，请记录下来。

- ⊙ 训练日志：记录每天实际上完成了哪种训练。跟踪你的有氧运动、力量训练和拉伸的时长（精确到分钟）。列出你锻炼的肌群，做了什么类型的有氧运动。如果你感觉疼痛或酸胀，记下来。看看你能不能从自己选择的锻炼和身体感觉中发现规律，因为这有助你为身体量身定制正确的锻炼方案。在一个星期的过程中，确保自己交叉采用各种训练套路，有些时候难一些，有些时候轻松些。

- ⊙ 通用日志：用它来记录你的想法、感受、设想、愿望、目标，以及感恩的念头。也要毫不迟疑地记录自己的焦虑和担忧，因为写出来或许能够减缓它们对你的心理影响。

使用什么样的笔记本来记录日志，随你喜欢。你可以买便宜的线圈笔记本来记食物和训练日志，用皮革封面的日记本来写通用日志。在你的床头放一本日志，方便一早一晚写点东西，再随身带个小笔记本，每当你想到了些什么，随时可以写下来。做适合自己的事情，跟踪进展。

下面列出了一份每日核对表，接着是一份日程表样例。

## 每日核对表

□ 每天起床和上床都在固定的时间。

□ 服用益生元和益生菌在内的补剂。请参阅第 86 页的备忘单，了解该服用哪些补剂，服用多少，何时服用。

□ 除非不吃早餐（我鼓励你每星期至少有一天不吃），早晨请务必摄入少量蛋白质。记住，鸡蛋是拉开新一天序幕的完美方式。

□ 做至少 20 分钟的有氧运动，并在锻炼前后拉伸。每隔一天，做重量训练（见 www.DrPerlmutter.com 上的视频）。锻炼时机的相关信息，请参阅第 134 页。

□ 做一件小事，清理实体环境（见第 126 页）。

□ 下午 3 点前吃午餐。

□ 整天都喝水。

□ 上午和下午各花 10 分钟做一次不分心的暂停，自我检查，甚至做一会儿深呼吸（见第 121 页）、写日志，读一句励志引言或书中选取的段落。如果你想试试冥想，可访问 www.how-to-meditate.org/breathing-meditations。

□ 安排好晚餐，不要放在睡前 4 小时之内。

□ 争取晚上 11 点之前上床睡觉。

## 日程表样例

| | |
|---|---|
| 6:30 am | 起床！ |
| 6:30～6:45 am | 晨间深呼吸训练，记日志 |
| 7:00～7:45 am | 锻炼（如固定自行车、重量训练和拉伸） |

| | |
|---|---|
| 7:45～8:15 am | 梳洗打扮 |
| 8:15 am | 准备早餐，打包午餐 |
| 8:45 am | 出门上班 |
| 12:30 pm | 午餐，散步 20 分钟 |
| 4:00～4:15 pm | 吃点零食，自省几分钟 |
| 5:30 pm | 下班 |
| 6:30 pm | 和孩子们吃晚餐 |
| 7:30～8:00 pm | 个人自由支配时间 |
| 9:30 pm | 切断电子设备，准备上床 |
| 10:30 pm | 熄灯！ |

如今有丰富的手机应用程序可以帮你制订出一天的计划，并通过短消息向你的手机发送提醒，但使用老式的日程本是完全没问题的。选择适合你的方式。尽可能详细地描述你的生活，但要明白，你生活中的一切都应围绕着饮食、运动和睡眠模式展开。坚持这些惯例（哪怕显得自私），能让你的整个身体获得巨大的健康益处。我讨厌陈词滥调，但这是事实：时机就是一切。

# 第8章

# 故障排除

每一天的每一分钟，我们都要做出选择。我经常说，生活就是一系列无尽的选择。左边还是右边？是还是否？鱼还是炸薯条？本书的重点是要帮助你学会做出更好的决策，最终让你最充分地投入生活。尽管你可能要面临艰难的抉择，但我知道你能做到。你知道身体健康、精神敏锐有多大的价值。你知道突发疾病和慢性疾病会带来什么样的损害。健康应该是你生命中最重要的事情。因为没了它，你还能做什么？

克里斯托弗.E在我的网站上贴出了下面的故事。

> 起初，我的身体并没有什么毛病，可因为工作压力、身体压力和营养不良，我完全垮掉了。我年纪并不大，自己真正想做的事也总能侥幸成功，所以，为什么不试试6个月里每星期工作80个小时，接受登山训练，同时启动"巴丹死亡行军"⊖——每天晚上只睡6个小时，补充大量咖啡！让人吃

---

⊖ 巴丹死亡行军是第二次世界大战时日本制造的震惊世界的战争罪行和虐俘事件。美国后世为纪念这次事件，举办"巴丹死亡行军"马拉松比赛，是美国难度最大的马拉松比赛。——译者注

惊的是，登山几周后，我开始感觉疲惫不堪，接着又开始掉头发。一掉就是一大片！我是个陆军军官，头发一直很短，但有一天，我手下的一名中士说："长官，您的后脑勺怎么了？"我一看，天哪，我竟然有了一块秃斑。

过了好几个月，情况越变越糟糕，皮肤科医生说，这是脱发，注射类固醇也许能治疗秃斑。不注射的话，既可能好转也可能恶化，但医生也说了，最好的办法是限制压力。好吧。我接到了变更驻地的命令，同一个月，妻子说她怀孕了。秃斑越来越大，我碰巧是在医疗保健部门工作的军队干部，这显然不利于维持我的领导形象；患者看到我的秃头，自然也不会感到心安。

把时钟往后快进8个多月，我拿起了一本《谷物大脑》。作者是个神经科医生，他说某些营养补剂能起到神经保护和修复作用，他还介绍了肠道微生物不仅能影响大脑，也能影响到身体中的每一套系统，我对此颇感兴趣，立刻读了下去。

看起来和感觉起来都挺有诱惑力，于是我尝试了生酮饮食，还开始服用书里推荐的6种补剂（除了白藜芦醇）。之后的一个月（2015年9月），我们的孩子出生了，所以我的压力水平和睡眠变得更糟糕，但秃斑神奇地开始恢复了。到了来年1月，它们彻底没了，我每天早晨起床也不再感觉沉重得像是要搬钢琴了。我还减了20磅的体重。

这些成功激励了我，现在我开始对付压力和睡眠问题。我最近开始每天冥想（不知道它有没有效果，但我充满希望），写感恩清单，争取每天睡足7个小时。

我过去真心觉得这种保健方法很可笑（我甚至听说它是垃圾），但经过自己的亲身体验，我的态度转变了。

随着你的推进，毫无疑问会出现挑战。而且有时候，你必须一个接一个地解决这些挑战。这就是生活。我们会碰到那些可能造成威胁的时刻，以下是一些排除故障的技巧。这怎么也算不上一份详尽的清单，但当你必须做出艰难选择的时候，它能帮你妥善处理。

### "如果离家在外，必须在外就餐，该怎么跟进计划？"

我们大多数人每星期都会在外就餐好几次，尤其是工作期间。为此，我们很难计划、准备每一顿饭和零食，所以你必须学会在其他食谱中穿梭徘徊。先看看能不能从你最喜欢的餐厅的菜单上点菜。别不好意思问有没有替代品（如一盘清蒸蔬菜而不是土豆；使用特级初榨橄榄油，而不是商业生产的色拉调味油）。如果你发现这太难了，不妨试试能满足你需求的新餐厅。只要你弄清了自己的决定，换任何菜单都不难。寻找来源健康的非转基因有机蔬菜。接着加入一些脂肪（少许橄榄油或者半个牛油果），再加一点蛋白质，就足够了。对含有多种成分的精致菜肴，务必当心。如有疑问，请询问服务员或厨师。

工作时，尽量不要在外吃午餐，考虑自带盒饭。在冰箱里囤积一些预先准备好的食物（烤鸡、煮鸡、煮鸡蛋、水煮三文鱼、烤牛排或牛肉）会有所帮助。准备一盒蔬菜沙拉，吃之前加入蛋白质和恰当的调味料。外出时，我会带着牛油果和罐装三文鱼。只要你谨慎挑选所购产品，选择带"不含BPA"标签的罐头，罐头食品也可以是绝佳的便携营养来源。

准备好零食，尤其是这种新生活方式刚开始、你正要断绝碳水化合物的时候。本书的第三部分列出了很多零食和"随时随地可吃"的食物，不少都便于携带且不易腐烂。

碰到诱惑（工作中看到一盒松饼，或是朋友的生日蛋糕），提醒自己：一时的放纵会让你付出代价。如果你抵挡不了，就得接受必然会出现的后果。不过，请记住：在我看来，"从心所欲不逾矩"的生活方式是最充实、最可喜的。享受它吧。

## "不好了！我偏离了方案。这下怎么办？"

玛丽.C 的故事讲述的是，如果你重新恢复了原来的饮食方式，或是断食小麦之后它突然又回来了，那会发生些什么。虽说玛丽只是故意偏离方案了短短几天，但后果之强烈，值得我们从她的经验中汲取教训。

几年前，我患上了恐慌发作和焦虑症，因为不想服用医生开给我的那些处方药，我立刻开始寻找整体替代疗法。恐慌发作 3 个月之后，我的健康在 1 个月内恢复了。

快进 7 年。我第二次怀孕后，全身爆发荨麻疹，此外还患上了甲状腺功能减退（太让我意外了，因为之前我一直甲状腺功能亢进）。我无奈开始服用左甲状腺素。

几个月前，我又发皮疹了。更可怕的是，我精疲力竭，精神抑郁。我匆匆翻阅了一些文献，采用了断食小麦的饮食。我感觉棒极了。断食小麦两个星期后，我的皮肤彻底没了皮疹，这可是 7 年来的头一回。我的精力一飞冲天。我不再感到饥饿，也不再暴躁（这太神奇了，因为这种干净的饮食，我每天只吃了 1200 卡路里）。我发现自己兴奋地喝着绿色果汁当午餐，因为它令我感觉赚了 100 万！

　　另一件让我又惊又喜的事情是，我不再眩晕了。断食小麦的两个星期以后，我和女儿一起荡秋千，我头一回发现，自己在秋千上不眩晕不恶心了。太神奇了！

　　这之后我大脑的感觉也让我惊讶。它感觉更清晰了。有两天，我曾尝试恢复吃小麦，想看看它对我有什么样的影响，然而，吃了一片面包之后不到30分钟，我就感觉头昏脑涨。后来，我吃了一些比萨，当晚难受极了。就在那一天，我嘴唇上发了疱疹，一只眼睛也感染了，这些毛病，我大学之后就没犯过。

　　与生活中的许多事情一样，发现和建立新的习惯，是一种维持平衡的行为。就算一度改变了饮食习惯，调整了锻炼行为，改变了购物、烹饪和点餐的方式，你仍然会碰到旧习惯冒出头来的瞬间。（当然，我并不认可玛丽那样故意尝试旧习惯的做法。这会让你在身体上和情绪上脱轨。）我并不期待你再也不吃一片脆皮比萨或再也不喝一杯啤酒，但我希望你能留心自己的真实需求，尽量按照这些原则来生活。

　　努力坚持90/10规则：90%的时间遵守这些指导方针，10%的时间可以有迂回余地。没能好好照顾自己，总是能找到借口的。我们要参加聚会和婚礼。我们有工作要解决，压力很大，占用了我们的精力、时间和心理带宽，让我们不能去享受美食、参加锻炼、获得充足睡眠。每当你感觉偏离轨道太厉害了，就点击"重启"。你可以禁食一天，重新开始。找个时间连续休息3天，在这段时间里，你可以到郊外去，专注于自我，也可以宅在家里。可以试试瑜伽，或是拜访很久没见过的朋友。关键是要稍微调整一下，摆脱消耗健康的惯例，重振自己的成功意志。

## "这种饮食使我出现了严重的头痛和其他副作用"

一旦你开始这套饮食方案，身体就切入了高速挡，开始自我排毒，削减多余的体重。头痛有可能是突然改变饮食带来的常见反应，尤其是如果你过去一直吃得不太好。但它们实际上是饮食发挥作用的一种迹象，几天内，头痛就会消失。如果你感觉需要服用非处方止痛药，请试试阿司匹林。和其他非甾体抗炎药不同，阿司匹林不会破坏肠道微生物菌群，麻木情绪，反倒可以减轻疼痛，也有一定的抗炎作用。一如第 4 章所说，如果你采用冷火鸡法戒断碳水化合物，说不定一开始你也会渴望碳水，感觉有些忧郁和烦躁。请记住，麸质和糖有可能和毒品的反应一样，戒断的人会经历一段症状脱离期。这很正常，因为你的身体正在调整，从你以前选择的加工和包装食品（或其他低质量食物）经历过渡。你的心情也会随着这一转变而调整，但你该怎么处理对碳水的渴望呢？你可以做些什么来克服它们呢？

放心，这种渴望不会持续太久。《谷物大脑》的许多读者告诉我，一旦他们采用冷火鸡法直奔我的方案当中，就再也不会体验到从前以碳水作为主食时那种强烈的渴望。第一星期需要一定的意志力，之后就会容易起来。正如我的一个书迷写信来说："只要你继续吃坏东西，哪怕只能一点点，你的身体系统也会开始不停地讨要——就像你在餐桌边喂狗一样，狗会不停地朝你讨吃的。"

但要是你的确感受到一股力量把你向面包篮、巧克力饼干或者热腾腾的面条方向拉扯，你可以试试投入新的活动来分心。切换挡位。出门散步 20 分钟。如果和睡觉时间离得不太近，可以做一些正式的锻炼（例如下载一套能在家里跟着做的锻炼视频）。花 15 分钟撰写日志，做些深呼吸练习。听点激昂的音乐。做你一直打算做的事，比如清理书桌抽屉或壁橱。要不就干脆找点别的东西吃。准备些零食来安抚这种渴望：一些坚果，半个牛油果，蘸点橄榄油和香醋。尽量让冰箱里随时放着准备好的食物，这样，万一你非常饿，能量不足，就不必叫外卖了。提醒自己，碳水化合物和含糖食物只是填料食物——长期食用会让你全身出现炎症，十分痛苦。告诉自己，你宁肯用优质食物来填满自己，因为这对你的身体和精神都有好处。提醒自己，你配得上享受这样的好待遇。

## "救命啊，我总是饿着肚子上床"

如果你在晚餐后很难熬过什么也不吃的 4 个小时，可以这么做：保证晚餐摄入足够的脂肪；在蔬菜中加入更多橄榄油，或是晚餐时加入一小份（1/2 杯）无麸质谷物（如藜麦）搭配橄榄油。

碰到睡前饥肠辘辘，不要直奔冰箱，试试让自己分心。阅读一本好书或者一篇杂志文章，喝点暖和的洋甘菊茶或花草茶。打电话给朋友（请参阅第 158 页寻找搭档的内容）。在街区附近散个步。写一篇日志。如果你有孩子，和他们一起玩耍，读书给他们听。目标是分散你对食物的念想。如果你发现自己躺在床上睡不着，请聚焦于呼吸，畅想一下此时此刻会出现的种种健康益处。

## "我吃素，该怎么办呢？"

只要你得到优质的维生素 D、$B_{12}$、ω-3 脂肪 DHA，以及锌、铜和镁等矿物质，纯素饮食健康得很。可以使用海藻制成的 DHA 补剂。虽说人们有时担心吃素无法获得足够的脂肪，但实际上，吃素的人可以从蔬菜、豆类和无麸质谷物中得到足够的脂肪。我对吃纯素的人比较担心，因为他们不吃包括鸡蛋和鱼在内的所有动物制品，有可能得不到足够的脂肪。加入橄榄油和椰子油，有助于纯素食者在饮食选择上达到平衡。

## 注意孕妇和新手妈妈

遵循本书提出的策略，你其实可以养出一个更健康的宝宝。碰到准妈妈和新手妈妈向我咨询，我会给出以下 4 条重要提示。

1. 服用产前维生素和益生菌。
2. 补充 900～1000mg DHA，这是对大脑发育最为重要的一种脂肪酸。
3. 减少鱼的摄入量，每星期最多一两次。准妈妈们经常听说，因为鱼的脂肪酸含量高，所以要多吃鱼。但如今你很难知道自己吃的鱼来自什么地方，它们有可能含有过多的汞、多氯联苯和其他毒素。
4. 尽量母乳喂养，因为任何配方奶的营养都比不上母乳。例如，母乳含有能保护婴儿免得疾病和感染且为其恰当生长发育提供营养的物质——配方奶里没有这种物质，因为它们是无法人工合成的。母乳喂养也有其他好处，比如能通过身体接触带来纽带感。

关于剖腹产的说明：剖腹产的确能救命，在某些情况下，也是为医学所必需。但只有一小部分的生产需要做手术才能完成。婴儿从充满细菌的阴道产出，用维持生命的微生物群为他做了洗礼，这对孩子的益处远远大于把他从消过毒的腹部取出来。剖腹产出生的婴儿，一辈子患上过敏、注意缺陷多动障碍、自闭症、肥胖症、1 型糖尿病以及老年痴呆症的风险都更大。

如果出于某种原因，你接受了剖腹产，请咨询医生，使用所谓的"纱布技术"。纽约大学的玛丽亚·格洛丽亚·多明戈斯 - 贝洛（Maria Gloria Dominguez-Bello）博士做了一项研究，认为用纱布收集母亲的产道细菌，然后在婴儿嘴巴和鼻子上擦拭，有助于婴儿长出健康的菌群。这虽不如阴道分娩，但比消毒无菌的剖腹产好。

多明戈斯 - 贝洛博士还建议产妇服用益生菌，以母乳喂养。她写道："与配方奶喂养的婴儿相比，人类母乳中益生菌和益生元成分的协同作用，为婴儿提供了稳定且相对匀质的肠道微生物群。"

## "我需要服用抗生素，会有什么问题吗？"

在特定时候，大多数人都必须使用抗生素来治疗感染。请只在绝对必要且有医生建议的情况下服用抗生素。抗生素不能治疗病毒性疾病。感冒、流感以及典型的喉咙疼痛是由病毒引起的，抗生素完全没有效果。

如果非要使用抗生素，请不要服用能杀死多种不同菌种的"广谱"抗生素，请医生给你开只针对致病有机体的"窄谱"药物。如果儿科医生想要给你的孩子开抗生素处方，你需要站在孩子的角度想。询问医生是不是真的必须开抗生素。抗生素占所有儿童药物的 1/4，但高达 1/3 的此类处方并无必要。

严格遵守医生的处方很重要（也就是哪怕感觉好转也不要停止服药，因为这会激发细菌长出新菌株，可能会让病情恶化）。继续服用益生菌，但请在中途（也就是在前后两次服用抗生素的中间）服用。举例来说，如果医生要你每天服用两次抗生素，早晚各 1 次，那么你就在午餐时服用益生菌。记得一定要加入一些短乳杆菌，因为它有助于你在服用抗生素的同时保持微生物群的健康。

## "我感觉好多了，可以停止服药吗？"

许多人写信给我，说自己遵照我的方案后感觉好多了。不少人进而开始重新斟酌自己正在服用的药物，想知道能否不吃了。尤其是针对焦虑症和抑郁症的精神类药物。让我们看看琳达.T的经历。

> 我今年52岁，眼下正在服用欣百达（30毫克）治疗抑郁症。我长期患有重度抑郁症，还伴有严重的焦虑症。采用无麸质饮食、减少碳水和糖摄入量之后短短1个月，我就成了一个完全不同的人。老实说，区别之大，就像是黑夜与白天。我的焦虑消失了，心平气和。我不再抑郁。我感觉舒服而满足。过去我以为自己要一辈子服用抗抑郁药了，但现在，我生出了希望：总有一天，我能不再需要它们。

停用任何处方药之前，务必与主治医生商谈。你或许真的可以弃服某些药物，但这应该在医生的监督指导下进行。和琳达一样，你希望总有一天能告别药物，但你需要明白：必然是有具体的病因，你才开始服用医生开出的处方药。

## 关于儿童的最后说明

夺回孩子们健康和未来的故事，真是让人振奋。以下是珍.W的故事。

　　我 11 岁的儿子正承受着巨大的痛苦。毫不夸张地说，有些日子，他根本不想醒来。他被确诊患有抑郁症、焦虑症、强迫症，他每天都觉得恶心，有严重的湿疹，关节疼痛，思觉失调，体重也不明原因地增长。除此之外，他还过度肥胖：他比小他 13 个月的弟弟重 65 磅。节食不管用，抗抑郁药也不管用，他看了无数的治疗师，也不管用。什么东西都没有帮助，但我一直在寻找解决办法。

　　两年前，我们家最美好的一天降临了：一位新接手的医生让我们从儿子的饮食里去掉糖、麸质、乳制品、加工食品和豆类食品，换为有机食物。到了第二天，他所有的症状都消失了，我是说，消失了！没了！！真是不可思议。我不停地想把儿子的故事告诉所有人！我非常感谢你的新书，这是一场能改变人们生活的真正运动！也是一套很好的计划！

人们常常问我，孩子是否可以采用这套方案。你可以试试看。事实上，由于孩子还处在发育过程，他们将获得更大的终身受益。我简直记不得有多少父母写信来，告诉我说见证了孩子身上发生的翻天覆地的变化，其中有些孩子长期与癫痫、注意缺陷多动障碍和自闭症等严重的大脑相关疾病做斗争。

尽管主流医学似乎不愿意把饮食干预作为真正的医学治疗方式，但我一直听到家长们传来的喜讯，改变饮食之后，孩子身上出现了积极的转变。如果孩子表现出肠胃或行为问题，我鼓励家长尝试本书中介绍的策略。孩子的餐盘应该跟你的差不多：大量五颜六色的纤维素蔬菜，一些水果和蛋白质，以及健康的脂肪。

　　本书中的方案将帮助绝大多数人。我相信至少有 **80%** 的人将缓解疼痛，所有人都是在对未来进行健康投资。但有些人可能需要进一步干预。如果投入本方案 3 个月后，你没有看到期待的结果，恐怕是时候从功能医学或综合性医学从业者那里寻求帮助了。你的健康问题也许来自更深层次的失衡，你必须得到专业人士的支持才能完全康复。如有需要，不要吝于向他人求助。

　　你的身体是本能地倾向于选择健康和最优福祉的，你用不着费太多工夫去强化它。你是一台不可思议的自我调节机器。所以，暂停一会儿来欣赏、赞美这奇妙的现实吧。敞开心扉，拥抱前面等着你的无限可能。

第三部分

## 开始吃

我现年 38 岁，女，患有癫痫。我是局灶性肌张力障碍。我的癫痫大多在晚上发作，偶尔白天也犯病，具体表现是右臂和右腿抽搐，持续 1 ~ 10 秒。多年来，我一直认为我要承受一辈子这种酷刑了。然而，依靠无麸质饮食，我的癫痫基本上不发作了，几年来也用不着每天服药了。痉挛时，我会服用肌肉松弛剂。尽管过去几年我的癫痫基本上不发作，但睡眠始终很困难……不安宁，容易醒。不过，在全新饮食和补剂方案的帮助下，我获得了极大成功。我从来没有睡得这么好过！我整晚都能睡着，早晨醒来时感觉休息得很充分。

——来自爱尔兰威克洛的匿名读者

# 最后的提醒和有关零食的点子

恭喜你。你已经走上了一条让自己变得更美好、更健康的道路。我为你生命的下一篇章感到兴奋——它将拥有你从前无法想象的充沛活力。你吃下的每一顿饭，你运动的分分秒秒，你整晚的良好睡眠，压力的烟消云散，以及你对自我的关注，都将让你的身体出现巨大转变，而且这是一种持续的趋势。你学到并最终掌握的所有策略，将在长期发挥出巨大的生物学效应。

按我的预测，不到一个星期，你便能察觉这一方案带来的收益。如果你眼下患有慢性病，你会感觉症状减少，脑雾散去，睡眠更好，精力改善。虽然你不一定能感觉到，但你对未来的疾病有了更好的预防能力。你会感觉更强壮，更坚韧。随着时间的推移，不必要的体重会消失，你的衣服会变得松松垮垮，前文提及的实验室检验将表明，你生物化学的诸多方面都有了巨大改善。为了再多给你鼓鼓劲，请看加布里埃尔.H 的故事。

我从 2015 年开始接受无麸质、低碳水的生活方式。我 6 岁就患上了焦虑症，30 多岁时又出现了慢性压力问题。之后还出现了其他许多症状，包括 2005 年的肠易激综合征，严重的关节 / 肌肉疼痛，睡眠不足，精神不集中，抑郁症。2009 年，我彻底崩溃了。常规药物治标不治本。去年，因为胃食管反流，我抓到了最后一根稻草，尝试从饮食中排除不同的食物。有时候，我睡着后会因为胳膊麻痹而惊醒，惊慌失措地努力恢复血液流动。

这套养生计划救了我的命。5 天之内，我能睡着了。12 天之内，我不再出现抑郁情绪。现在，我的关节和肌肉不再酸痛，也没有胃食管反流了。我直觉地认为身体已经修复了。我不再吃任何碳水化合物，而是改为特级初榨橄榄油、椰子、黄油一类的高脂饮食。我感到精力充沛，大脑再次运转起来。我如今 63 岁了，期待变得更好。上个星期，我开始吃泡菜、紫甘蓝和花椰菜等发酵食物。一个星期左右，我就知道自己的整体健康更加好转了。

本章中，我将给你一些最后的提醒，一份基本的购物清单和一些关于零食的点子，让你更加坚定地上路。你会在下一章发现一份 14 天膳食计划，再接着是第 11 章的食谱。

## 最后的提醒

### 全天喝水

每天至少要喝相当于你体重一半数字的纯净水，只是把重量单位换成盎司。举例来说，如果你体重 150 磅，那么，每天至少喝 75 盎司的水⊖。随身带一个保温杯。此外，你也可以喝茶或咖啡，晚餐时享受一杯葡萄酒。不过，快到睡眠时间时要小心咖啡因，也别多喝酒，以免干扰睡眠。

避免榨汁。我发现，近来果汁饮品店风靡一时，但如果把完整的水果和蔬菜榨汁，就等于抛弃了几乎全部的有益纤维，并喝下了足以与碳酸饮料媲美的糖水。果汁饮品店宣称果汁能对身体起到"净化"和"排毒"作用，别上当。同样的道理也适用于加糖思慕雪、椰子汁和百分之百西瓜汁。就算不加糖，一杯西瓜汁也含有 12 克的糖，而且没有纤维。如果你真的想要喝得干净健康，纯净水最合适。

## 慷慨地使用橄榄油

你可以任意使用橄榄油（特级初榨和有机橄榄油），但我相信你不会一口气直接往盘子里倒一整杯。请注意，很多时候，你也可以用椰子油代替食谱中的橄榄油。

## 习惯它

对那些秉持"什么都吃、适度就好"理念的人来说，请再多想一想：这样的饮食建议可能会导致代谢不够健康。"适度"当然没问题，可"什么都吃"（也就是吃各种能吃的东西，而不是只吃少数健康的主食）大有问题。

2015 年的各种族动脉粥样硬化研究中，研究人员观察了来自美国的 6814 名参与者的数据，包括白人、黑人、西班牙裔和华裔。研究人员衡量了饮食多样性，并考察了饮食质量对代谢健康的影响。结果表

---

⊖　这些单位对国内读者较为陌生，只需要记住，每天喝 1500 毫升左右的水就可以了。——译者注

明，饮食越是多样化（也就是吃多种多样的食物），你就越有可能吃得不好，并出现代谢问题。首席研究员、医学博士、公共卫生博士达理乌什·莫扎法瑞安（Dariush Mozaffarian）在介绍这些结果时表示："饮食最健康的美国人其实只吃范围相对较小的健康食品。这些结果表明，在当代饮食中，'什么都吃、适度就好'其实比只吃少数健康食品更糟糕。"

从我的经验来看，我认识的最健康的人，一个星期里的大部分日子都吃同样的东西。他们自己备有可靠的早餐、午餐和晚餐，从不偏离这些模式。他们通常每星期使用相同的购物清单。只要你根据我的指导建立起早餐、午餐和晚餐的备选阵容，便会希望坚守这套新的模式。

## 不作弊

没有人喜欢当骗子，但在当今世界，在饮食领域作弊几乎避无可避。不管我们往哪儿看，各式各样的选择和诱人的广告都会轰炸我们。到底什么是"健康"食物，就连 FDA 也跟不上进度。2016 年，FDA宣布了更新其政策、建议和定义的计划，但执行要花上数年时间。不管你信不信，长久以来，FDA 一直认为加糖的谷类食品"健康"，而牛油果、三文鱼和坚果"不健康"！想起来这可真够荒唐的。

我们天生的生存技能或许并不知道一份比萨和一份菜肉煎蛋饼之间有什么差异。我们十分擅长自我宽慰，认为吃一块牛角面包没什么害处，或者和孩子一起吃一碗有机芝士通心粉死不了。

这意味着你要打磨一整套特殊的生存技能，比如高度警惕大脑对你说的事（"吃这个"），关注身体的真正需求（"别吃这个"）。面对诱惑和阻碍，你要安排好防御方案。举例来说，如果朋友邀请你去一家餐馆吃午餐，你又知道菜单上没有太多的东西可以吃，不妨礼貌地提议去另一家餐厅，那里可以找到符合谷物大脑完整生活计划的食物。别气馁，也别放松戒备。你越是快速地通过这些小障碍，就会变得越健康。

如果遵循我的方案几个星期后，你并未感觉自己得到了想要或期待的结果，一定要问问自己：我是否遵循了这一方案的原则？我是不是无意识地让不该吃的东西进入了自己的饮食？朋友为我端上不该吃的东西，我是不是屈服在人情压力之下了？这就是为什么必须跟踪你的饮食，记下自己每天吃了些什么，尤其是在刚开始的时候。养成认真阅读食物标签的习惯也至关重要。你还可以这样试试看：只吃那些不带标签的食物（也就是非加工食物），来彻底避免阅读标签！

## 找搭档

绝大多数出钱聘请私人教练的人之所以这么做，是因为这给自己带来了一个负责的搭档。因为你已经在教练身上花了钱，所以你一定得出现，一定得跟着他去做。出于同样的原因，找一个人和你一同完成这段新旅程很有帮助。选一个希望和你一起遵照执行"谷物大脑完整生活计划"的人（朋友或者家人），和他一起朝着目标努力。像团队一样，一起规划饮食、购物、烹饪、锻炼。一起构思新的食谱和膳食设想。分享你一路上的成功和挫折。归根结底，生活是个团队运动。

## 以蔬菜为中心

别再想着食物金字塔了。从怎样吃的角度来思考：用盘子。盘子的 3/4 应该堆满从土地里生长出来的完整蔬菜，富含纤维，五颜六色，营养丰富（见图 9-1）。这应该是你的主菜。我敢打赌，你习惯把蛋白质放在中心。但现在，它成了 3 到 4 盎司的配菜。争取每天摄入的蛋白质不超过 8 盎司。你会从天然蛋白质中获得脂肪——从用来准备饭菜的黄油、椰子油和橄榄油等食材里，从坚果和种子里（见第 160 页的零食点子）获得。

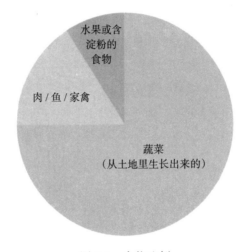

图 9-1　食物比例

基本购物清单

| | |
|---|---|
| 杏仁奶油 | 牛油果油 |
| 杏仁奶 | 牛油果 |
| 杏仁 | 香醋 |
| 灯笼椒 | 希腊式酸奶 |
| 浆果 | 柠檬 |
| 黑胡椒 | 夏威夷果 |
| 西蓝花 | 蔬菜沙拉 |
| 椰奶 | 马苏里拉奶酪 |
| 椰子油 | 蘑菇 |

| | |
|---|---|
| 黑巧克力 | 橄榄油 |
| 深色绿叶蔬菜（包括羽衣甘蓝和菠菜） | 橄榄 |
| 羊奶酪（菲达奶酪） | 洋葱 |
| 散养鸡 | 土鸡蛋 |
| 散养火鸡 | 海盐 |
| 新鲜牛油果酱 | 椰丝 |
| 新鲜的萨尔萨辣酱 | 熟透了的西红柿 |
| 大蒜 | 核桃 |
| 山羊奶酪 | 完整的当季新鲜水果 |
| 草饲牛肉 | 野生三文鱼 |

## 零　食

血糖控制得越好，意味着你在两餐之间感到饥肠辘辘的可能性越小。你不会在吃过百吉饼早餐 1 个小时后就饿得心里发慌，因为百吉饼不在方案内。比方说，两个鸡蛋（每个 70 卡路里）可以让你撑过整整一上午。不过，就算你不需要零食，但知道自己只要想吃点零食随时可以吃，这种感觉很好。我建议，外出或工作时，在手头随时准备一些不易变质的零食作为"应急食物"。在车里、包里或者办公桌上留一袋坚果或牛肉干以防万一。这样一来，等到午餐时间，你就不会忍不住诱惑地冲去最近的快餐店或快餐车。这里有一些健康的零食点子。

⊙ 少许生坚果、橄榄，和 / 或植物种子（不包括花生）。

⊙ 几块黑巧克力（含至少 70% 的可可）。

⊙ 切碎的生蔬菜（如青椒、西蓝花、黄瓜、萝卜），蘸着牛油果调味酱、橄榄酱、鹰嘴豆泥、芝麻酱、茄子酱、软山羊奶酪或坚果黄油食用。

⊙ 冷烤火鸡、烤牛肉或鸡肉切片，蘸着芥末和"谷物大脑蛋黄酱"（见第 185 页）同吃。注意：一定要当心传统的熟食肉类，特别是包装肉。它们有可能在加工过程中受到麸质污染。一定要在熟食柜台询问新鲜未加工的肉类，柜台可代为切片。

⊙ 半个牛油果，撒少许橄榄油、柠檬、盐和胡椒。

⊙ 两个煮熟的鸡蛋。

⊙ 西红柿芝士沙拉：一片西红柿，盖上新鲜的马苏里拉奶酪片，淋上橄榄油，撒上罗勒、盐和胡椒。

⊙ 西红柿 – 罗勒塔，配酸乳酒酱、培根和新鲜莳萝（见第 189 页）。

⊙ 剥皮冷虾，配柠檬和莳萝。

⊙ 烟熏三文鱼（可选：可用烟熏三文鱼蘸"谷物大脑蛋黄酱"，或配山羊奶酪）。

⊙ 一片或一个完整的低糖水果（如柚子、橙子、苹果、浆果、甜瓜、梨、樱桃、葡萄、猕猴桃、李子、桃子、油桃）。

⊙ 草饲牛肉、火鸡或三文鱼干。

⊙ 乳酸发酵蔬菜（不妨试试我的"混合酸泡菜"，见第 200 页）。

⊙ 蛋白质棒（请上网浏览我的食谱，www.DrPerlmutter.com）。

请记住，这种饮食自带调节功能：你不会因为摄入太多碳水化合物导致血糖混乱，刺激起无法抵挡的饥饿感和进食冲动。恰恰相反，膳食内包含的脂肪和蛋白质会让你很快感到满足，饱腹感将持续若干小时。所以，和整天脑雾、昏睡、饥饿和疲倦的感觉说再见吧。和充满活力的全新的你道声好。下面就是美味 14 天。

# 第 10 章

# 14 天饮食计划

欢迎来到"饮食计划",这是一份 14 天的菜单样本,可作为参考,供你安排以后的饮食。你会在第 11 章看到食谱。虽然我在食谱中加入了营养数据,但我并不指望你计算每天摄入的卡路里总量和脂肪克数。我相信你分得清超大一盘食物和合理的一盘食物有什么区别。地里长出来的蔬菜(西蓝花、芦笋、芥蓝菜、甘蓝、菠菜、蒲公英叶、卷心菜、球芽甘蓝、蘑菇、生菜、韭菜、萝卜、豆芽和花椰菜)基本上可以随便吃。你要控制蛋白质,不超过一叠纸牌或手掌大小。

前进过程中记食物日志或许会有帮助。记下你喜欢的食谱,不喜欢的或者吃了可能会出问题的食物(如每次吃芝麻都会出现胃部不适或头痛等症状;或是你受不了羊奶酪)。你可以随意寻找替代品。多留心能让你的身体歌唱的食物。记日志时,不必严格按照这套饮食计划写。如果你喜欢第一天早餐吃的东西,第二天可以写个"同上"。对推荐的菜品,请随意调换。

许多菜需要你提前规划(并烹饪)。我建议你仔细看看这接下来的 14 天,判断你想要准备哪些菜。需要发酵时间的食谱,比如亚洲风味泡菜(第 202 页)和混合酸泡菜(第 200 页),需要提前几天做准备。

我故意把它们安排在第二星期的饮食计划里，方便你在开始的几天进行制作。

这些食谱大多不是为一个人准备的，规划的时候要记得这一点；如果你是一个人，可以第二天吃余下的部分。实际上，很多场合你都可以在午餐吃前一天晚上余下的菜，这样准备起来就方便快捷多了。你还可以随意将菜的分量翻倍，给更多的人吃，或者留更多的菜供自己吃。

开始筹划所选菜品之前找一天去市场，留出在厨房里需要花的时间。你可以安排星期天作为准备日，在这一天，你用一两个小时为下个星期做好准备。我建议，星期天煮上十来个蛋，这样你的正餐和零食就都有用的了。

请注意，根据这里提供的指导方针，你可以轻松地制作更简单的餐食（例如烧制或蒸新鲜蔬菜，加几盎司优质蛋白质，再加入蔬菜沙拉和大量橄榄油）。如果你需要更多卡路里或是感觉必须摄入更多碳水化合物，不妨试着先多加些橄榄油或椰子油。如果你仍然感觉需要更多的碳水，请使用藜麦或菰米等无麸质谷物，保持小分量（1/2 杯）。还可以试试我的洋姜油煎饼（见第 192 页），这是碳水化合物（如土豆、面包和意大利面等）的绝佳替代。

在准备蔬菜沙拉时，一定要添加大量的烹制或新鲜蔬菜（见下文）。例如，你可能不愿吃生芦笋和西蓝花，但可以把这些蔬菜煮熟，和黄瓜、豆薯、萝卜等一起加入蔬菜沙拉中。至于使用什么样的调味料，我不作推荐，因为这要视情况而定。保险的备用方案是橄榄油和香醋。避免商业加工的调味料，因为这些调味料说不定含大量的糖、劣质脂肪、填料和人造成分。请仔细阅读产品标签。

你不必折腾自己换掉从前烹饪过含麸质产品的炊具、砧板、餐具等器物。就用你现在有的东西。以后再花钱购买一些有趣的厨房设备，好让烹饪之旅变得更愉快。

到当地的农贸市场打听，那里的人们可以告诉你来了些什么食材，它们是从哪里来的。尽量选择有机的、草饲的、放养的。努力选择当季产品，乐于尝试从前没吃过的新食物。闭上眼睛呼吸1～3次，向由内到外为你提供营养的食物表示感激。

尝试这种全新的饮食（和生活）方式之前，要学习的最关键一课是倾听你的身体。它知道自己需要什么。一旦我们从盘子里清除掉那些加工过的炎性食物，便开始引导自己走向最佳自我了。

## 美味 14 天

本书第 11 章收录了下列标为黑体字的食谱。标有星号（*）的食谱可以到我的网站（www.DrPerlmutter.com）上查找。

第 1 天

早餐：2 个荷包蛋，配萨尔萨辣酱＋半个牛油果洒橄榄油，一小撮海盐

午餐：**分层蔬菜沙拉**（第 184 页），混合 3 盎司烤鸡丁

晚餐：**混合绿蔬菜加烤核桃**（第 186 页）＋3 盎司烤鱼

甜点：2 块黑巧克力蘸 1 汤匙杏仁黄油

第 2 天

早餐：跳过！

午餐：**洋葱汤**（第 179 页）+ 2 块烤鸡腿 + 若干蔬菜沙拉

晚餐：**托斯卡纳风味烤猪肉**（第 211 页）+ 炒甘蓝 +1/2 杯藜麦（可选）

甜点：**椰子布丁**（第 215 页）

第 3 天

早餐：**西蓝花、蘑菇和韭菜煎蛋饼**（第 170 页）+ 1 杯杏仁奶

午餐：将剩下的烤猪肉放进至少有 3 种新鲜蔬菜（如西蓝花、水萝卜、青豆）中的混合蔬菜沙拉 + 半个牛油果 + 少许橄榄油

晚餐：烤牛排 + 烤蔬菜 + 剩下的洋葱汤

甜点：1/2 杯新鲜的浆果，淋上椰奶

第 4 天

早餐：剩下的煎蛋饼 + 1 杯杏仁奶（可选）

午餐：至少有 3 种新鲜蔬菜的蔬菜沙拉，加烤鱼或烤鸡肉

晚餐：**烤羊腿**（需是草饲羊，第 210 页）+ 无限的清蒸蔬菜 +1/2 杯菰米饭（可选）

甜点：**乳清干酪加浆果和烤杏仁**（第 217 页）

第 5 天

早餐：**草莓力量冰沙**（第 173 页）

午餐：将剩下的羊肉放进至少 3 种新鲜蔬菜（如西蓝花、水萝卜、青豆）中的混合蔬菜沙拉 + 半个牛油果 + 少许橄榄油

晚餐：**清蒸野生三文鱼，配炒韭菜和甜菜**（第 205 页）+1/2 杯大米或藜麦（可选）

甜点：跳过！

第6天

早餐：希腊式酸奶，配生核桃和新鲜浆果

午餐：蔬菜沙拉，两个水煮蛋，至少3种生蔬菜（如芹菜、葱、荸荠），半个牛油果、核桃碎、切达干酪碎，一个完整的水果

晚餐：烤鱼、烤鸡或烤牛排 + 烤西葫芦 + **文火炖甘蓝**（第191页）

甜点：**简易巧克力慕斯**（第215页）

第7天

早餐：**煎蛋和蔬菜**（第171页）

午餐：黄油大蒜煎炒混合绿色蔬菜 + 烤鸡肉或烤鱼

晚餐：**羊肉丸子汤**（第181页）

甜点：两三块黑巧克力

第8天

早餐：2个煎鸡蛋，配牛油果切块，藤生西红柿切块，少许橄榄油 + 炒绿色蔬菜（和其他蔬菜）不限量

午餐：剩余的羊肉丸子汤

晚餐：**西蓝花、蘑菇和羊奶酪**（第199页）+ **香草烤野生三文鱼**（第204页）

甜点：完整的水果

第9天

早餐：3个炒鸡蛋，搭配至少3种蔬菜（如菠菜、蘑菇、洋葱），山羊奶酪 +1 杯杏仁奶（可选）

午餐：**豆薯沙拉**（第188页）+ 半只烤火鸡

晚餐：**泰式蔬菜咖喱**（第 196 页）+ 3～4 盎司鸡肉或牛排

甜点：**椰子布丁**（第 215 页）

## 第 10 天

早餐：椰奶或纯酸奶，搭配坚果和植物种子 + 两个水煮蛋或溏心蛋

午餐：**分层蔬菜沙拉**（第 184 页），配 3 盎司炒鸡丁

晚餐：**欧芹酱烤鸡腿**（第 213 页）+ 不限量清蒸蔬菜 + 1/2 杯藜麦（可选）

甜点：跳过!

## 第 11 天

早餐：火腿蛋吐司配南瓜饼 * 或**早餐"粥"**（第 174 页）

午餐：剩下的烤鸡腿 + 蔬菜沙拉

晚餐：烤鱼或炸鱼 + 烤芦笋和甘蓝球芽 + **洋姜油煎饼**（第 192 页）

甜点：1～2 盎司奶酪

## 第 12 天

早餐：跳过!

午餐：蔬菜沙拉（至少含 3 种新鲜蔬菜），搭配烤鱼或烤鸡 + **洋姜烤菜**（第 194 页）

晚餐：烤鸡肉或烤鱼 + **混合酸泡菜**（第 200 页）

甜点：**简易巧克力慕斯**（第 215 页）

## 第 13 天

早餐：椰子酸奶配坚果和种子 + 两个煮鸡蛋或溏心蛋

午餐：剩下的酸泡菜，放入蔬菜沙拉，或搭配烤鱼或烤家禽

晚餐：**草饲牛肉饼**（第 209 页）+ 蔬菜沙拉或**鱼柳条**，配黑橄榄、洋蓟和球芽甘蓝卷心菜沙拉（第 206 页）

甜点：省略！

第 14 天

早餐：**草莓力量冰沙**（第 173 页）或不含燕麦的麦片 * + 两个鸡蛋（任何烹饪方式均可）

午餐：**奶油花椰菜浓汤**（第 180 页）+ 蔬菜沙拉配鸡肉碎

晚餐：**豌豆和山羊奶酪蛋奶冻**（第 177 页）+ 蔬菜沙拉 + 3 盎司肉类或鱼类

甜点：完整的水果

恭喜你！你已经按照谷物大脑完整生活计划吃了两个星期营养丰富、能填满你的胃和心灵的食物。希望你也把这份清单上的其他部分（见第 138 页）整合到你全新的生活方式当中。我相信你可以继续前进。如果这两个星期过后你不知道该吃什么，只需重复同样的 14 天饮食计划，直到你习惯了类似的烹饪和饮食方式，并感到足够自信到厨房里着手尝试。好了，我们去看看食谱吧。

# 第 11 章

# 食　谱

　　用本章的食谱制作一些美味可口的饭菜吧。购买食材的时候，请记得尽量选择有机、放养、无转基因、无麸质和野生的品种。椰子油和橄榄油要特级初榨的。检查所有包装商品上的标签，确保其中没有任何可疑成分（见第 67 页）。你需要的大部分食材如今都可在超市找到。其中一些食谱需要用到的时间比较长，请提前规划；要是你没有多余的时间，随便换一个就好。说到底，请享受这些食谱带来的乐趣，开心地做自己的私人大厨吧。

## — 鸡蛋和其他早餐食谱 —

### 西蓝花、蘑菇和韭菜煎蛋饼

**4 人份**

#### 说明

煎蛋饼可以用几乎所有的蔬菜和 / 或肉来制作，剩菜都行。南瓜和薄荷，番茄和罗勒，芦笋配三文鱼，碎洋葱配绿色蔬菜，西葫芦配羊奶酪，肉碎配格鲁耶尔奶酪——这些都是美味的搭配。而且，类似的清单可以无穷无尽地配下去。煎蛋饼是完美的早餐、早午餐、午餐或晚餐的选择，你可以用烤箱热了再吃，常温食用亦可。

#### 材料

1 汤匙无盐黄油，最好来自草饲奶牛

1 汤匙特级初榨橄榄油

1 杯韭菜切丁，只要白色的菜秆

6 只大蘑菇，除根茎，洗净后切成薄片

1 茶匙切碎的大蒜

1/2 杯切碎的西蓝花

海盐和现磨黑胡椒

5 枚大鸡蛋

1/4 杯磨碎的帕尔马干酪

2 枚大蛋清

#### 制作方法

1.将烤箱预热至 180℃。

2. 找个 8 英寸⊖的深盘或耐热煎锅，厚厚地抹一层黄油。放到一边。

3. 在大炒锅里中火加热黄油和橄榄油。加入韭菜，搅拌大约 4 分钟，直到菜秆全软。加入蘑菇和大蒜，继续炒，搅拌约 12 分钟，直到蘑菇渗出液体，逐渐变成深色。加入西蓝花，继续搅拌 3～4 分钟，直到西蓝花略软。撒少许盐和胡椒。

4. 炒蔬菜期间，把鸡蛋打入中碗，搅拌打发。加入 2 汤匙的干酪碎、盐和胡椒调味。

5. 将蛋清放入中等大小的碗中，用手持式电动搅拌器搅拌，使之凝固但不发干。将打发的蛋清拌入前述鸡蛋混合材料中，继续搅拌，直至只看到小块蛋白。

6. 将西蓝花混合物刮到鸡蛋里，搅拌混合。倒入准备好的锅中，用抹刀轻轻磨平顶部。撒上剩下的 2 汤匙干酪，放入烤箱。

7. 烘烤约 20 分钟，或直到中心凝固，最上边呈金黄色，边缘几乎酥脆。

8. 从烤箱中取出并放置几分钟，然后切成三角形，食用。

### 每份营养分析

卡路里 278，脂肪 15 克，蛋白质 18 克，碳水化合物 20 克，糖 6 克，纤维 6 克，钠 286 毫克

---

## 煎蛋和蔬菜

### 6 人份

### 说明

这是一道绝佳的星期日早午餐。配方很容易翻倍；只使用到两个烤盘。一定要在鸡蛋全熟之前从烤箱中取出烤盘，这样蛋黄在食用时

---

⊖　1 英寸＝2.54 厘米。

就还是软的，可以和蔬菜混在一起。

材料

1 汤匙特级初榨橄榄油

1 汤匙无盐黄油，最好来自草饲奶牛

1/2 杯韭菜切丁，只留白色的菜秆

1 汤匙大蒜碎

海盐和现磨黑胡椒

2 束瑞士甜菜，去掉老茎，切成大块

1/4 杯碎西红柿干

1 汤匙新鲜罗勒碎

1/3 杯重奶油，最好来自草饲奶牛

12 枚大鸡蛋

1/2 杯意大利果仁味羊奶干酪磨碎

制作方法

1. 将烤箱预热至200℃。

2. 将9英寸×13英寸×2英寸的烤盘厚厚地涂上一层黄油。放到一边。

3. 在大煎锅里中火加热黄油和橄榄油。加入韭菜和大蒜，用盐和胡椒调味，偶尔搅拌，大约8分钟，直到韭菜变软。

4. 逐渐加入甜菜，每次放入少量，等它变软变黄后再加入另一批。加完所有的甜菜后，加入西红柿和罗勒。用盐和胡椒调味，继续翻炒约10分钟，直到菜非常软。

5. 放入奶油搅拌，继续炒约6分钟，直到奶油的水分几乎蒸发。品尝，如有必要，加入盐和胡椒调味。

6. 将这些混好的菜放入准备好的烤盘中，摊平成一层。使用汤匙底部在菜里压出 12 个小凹痕。每个凹痕打入一枚鸡蛋。等所有的鸡蛋都打进了菜中，用盐和胡椒调味，撒上干酪碎，使其盖满鸡蛋和甜菜。

7. 放入烤箱，烤 15 分钟左右或烤到蛋清凝得不太稳，蛋黄还很稀时就可以了。

8. 从烤箱中取出，静置 5 分钟，让蛋清在食用前凝固。

### 每份营养分析

卡路里 297，脂肪 21 克，蛋白质 17 克，碳水化合物 10 克，糖 3 克，纤维 3 克，钠 585 毫克

---

## 草莓力量冰沙

### 1 人份

### 说明

传统的冰沙和奶昔大多全是糖，但此处的冰沙符合我的标准，在你没有时间制作正规早餐的上午，它是一份绝佳的食谱。你可以带着这种冰沙去上班，它能让你在数小时里都有饱腹感。

### 材料

1/4 杯无糖椰奶

1/4 杯水（为获得更顺滑的稠度，可再多放些水）

1/4 杯冷冻草莓

1/4 个熟牛油果，去核去皮

1 汤匙无盐的葵花籽或杏仁

1 汤匙线麻籽

1 汤匙葵花籽油或杏仁黄油

1 茶匙切碎的新鲜姜

1/2 茶匙肉桂粉

## 制作方法

将所有的食材放入搅拌器，搅拌至完全顺滑，倒出并根据需要刮净机器底部剩余的。即刻食用。

## 每份营养分析

卡路里 380，脂肪 32 克，蛋白质 10 克，碳水化合物 17 克，糖 7 克，纤维 7 克，钠 23 毫克

---

### 早餐"粥"

1 人份

---

## 说明

只要你尝过了这碗美味，就永远不会想吃回传统的老式燕麦片了。你可以喝着咖啡、康普茶、酸奶、杏仁奶或椰奶来搭配它。这顿早餐能让你整个上午都心满意足。

## 材料

1/2 杯热水（为获得更顺滑的稠度，可再多放些水）

1/2 汤匙奇异籽

1/2 汤匙线麻籽

1/2 汤匙向日葵卵磷脂（可选）

1 汤匙椰子油

1 汤匙杏仁黄油

1 茶匙亚麻籽粉（可选）

1 茶匙肉桂粉

5 滴甜菊糖，或按个人口味增减

海盐

半杯蓝莓、覆盆子和 / 或黑莓

制作方法

将除了浆果以外的所有食材放在碗里，搅拌。面上倒入浆果，
食用。

每份营养分析

卡路里 460，脂肪 37 克，蛋白质 12 克，碳水化合物 26 克，糖 9
克，纤维 11 克，钠 330 毫克

— 开胃冷盘 —

## 生腌野生三文鱼配洋蓟片
### 4 人份

**说明**

这种清脆好吃的洋蓟沙拉是对滑爽生三文鱼的完美补充。如果你找不到嫩洋蓟，也可以用生芦笋或切成薄片的球茎茴香来做沙拉。三文鱼和洋蓟一同生吃，可以带来许多健康益处。

**材料**

1/2 磅野生三文鱼鱼片，去皮挑刺

3 颗嫩洋蓟

1/3 杯白醋

1/4 杯特级初榨橄榄油，可备稍多

2 汤匙切碎的新鲜香葱、龙蒿或扁叶欧芹

海盐和新鲜研磨的黑胡椒

柠檬块，装饰用（可选）

**制作方法**

1. 用一把非常锋利的刀将三文鱼横切成 1/4 英寸厚的片。将数量相同的鱼片平铺到 4 个冷却盘上。

2. 每张盘子都覆盖上保鲜膜。一次拿一个盘子，用小煎锅（或任何扁平物体）的底部轻轻压下，使三文鱼变平，盖满整个盘子。别太使劲，不然三文鱼会变成糊糊。留着保鲜膜，将盘子放入冰箱。

3. 用大碗装冷水，加入白醋，放在一边。

4. 剥掉洋蓟外面的硬叶子。用厨房剪刀从距顶部 1/4 英寸处剪下洋蓟尖。如果洋蓟带茎，也要彻底剪掉。

5.使用蔬菜切片机或非常锋利的刀，将每只洋蓟横向切成纸般的薄片。立即将切片放入加了白醋的水里，防止新鲜的洋蓟片氧化变黑。

6.将所有洋蓟切片后，将其从水中取出并轻拍晾干。将已晾干的切片放在中等大小的碗里，加入 2 汤匙橄榄油并挤入柠檬汁。放入香草，用盐和胡椒调味，搅拌均匀。

7.从冰箱中取出鱼，打开保鲜膜。用剩下的两汤匙橄榄油淋遍每个盘子。用盐和胡椒略加调味。将洋蓟片等分到每个盘子里。可用柠檬块做装饰，立刻上桌食用。

## 每份营养分析

卡路里 260，脂肪 17 克，蛋白质 17 克，碳水化合物 13 克，糖 2 克，纤维 6 克，钠 260 毫克

---

### 豌豆和山羊奶酪蛋奶冻

#### 4 人份

---

## 说明

这道简便的菜肴可以作为晚宴的第一道菜，或者伴用蔬菜沙拉，当成一顿美味的午餐。尽管它不算丰盛，但脆嫩的豌豆和新鲜的香草增添了一种意外的轻盈感。

## 材料

黄油，放入小烤盘用

1 杯冷冻豌豆

3 盎司脂含量适度的山羊奶酪

4 枚特别大的鸡蛋，常温

1 杯重奶油，产自草饲奶牛尤佳

2 汤匙帕尔马干酪碎

海盐和现磨黑胡椒

2 汤匙葱碎，只要白色的菜秆

2 汤匙新鲜莳萝碎

4 根带叶的新鲜莳萝，装饰用（可选）

## 制作方法

1. 将烤箱预热至 180℃。

2. 将 4 个 6 盎司小模具内壁厚厚地涂上一层黄油。放置一旁。

3. 将一小碗水煮沸，下豌豆煮 1 分钟。倒水，晾干。放置一旁。

4. 将料理机换上金属刀片，把山羊奶酪放在料理机的碗里。加入鸡蛋、奶油和帕尔马干酪。用盐和胡椒调味，打成柔滑的酱。

5. 把奶酪混合物放入中碗。加入葱和莳萝，搅匀。

6. 用盐和胡椒对豌豆进行调味，在每一抹了黄油的小模具里放入同等分量。在豌豆上撒等量的奶酪混合物。

7. 把小模具放进烤盘。加入足够的热水，浸至模具的一半高，小心地将烤盘移入烤箱。

8. 烘烤 25 分钟，直到奶油冻凝固，边缘轻微焦黄。

9. 从烤箱中取出，放在金属网架上冷却 10 分钟。

10. 可用莳萝枝装饰各模具，趁热食用。

## 每份营养分析

卡路里 390，脂肪 34 克，蛋白质 14 克，碳水化合物 8 克，糖 1 克，纤维 2 克，钠 370 毫克

## — 汤 —

### 洋葱汤

6 人份

#### 说明

虽然没有传统烤面包碎放在表面，但它和经典的法式洋葱汤一样丰盛可口。红白洋葱均可使用，两者混在一起，则会带来丰富的颜色和微甜的味道。

#### 材料

1/2 杯（1 块）无盐黄油，最好来自草饲牛

4 杯（约 1¼ 磅）切成薄片的红洋葱

4 杯（约 1¼ 磅）切成薄片的白洋葱

2 片月桂叶

1 个八角茴香

半杯白兰地

8 杯原汁牛肉汤或低钠牛肉汤

海盐和现磨黑胡椒

1½ 杯格鲁耶尔奶酪碎

#### 制作方法

1. 把黄油放在一口大炖锅里，中低火加热。加入洋葱、月桂叶和八角茴香，多搅拌，煮约 20 分钟，直到洋葱开始焦糖化，变成金黄色。

2. 加入白兰地搅拌，加大火，煮沸。煮 3～4 分钟，蒸发酒精。加入牛肉汤，并加入盐和胡椒调味。煮沸，调低温度，文火煮 30 分钟，直到洋葱变软，汤味浓郁。捞出月桂叶和八角茴香扔掉。

3.尝一下,如果有必要可再次调味。舀入深汤碗,放入等量的奶酪碎,使之趁热熔化。

4.立刻食用。

每份营养分析

卡路里360,脂肪24克,蛋白质14克,碳水化合物15克,糖9克,纤维2克,钠370毫克

## 奶油花椰菜浓汤

**4 人份**

说明

虽然名为"奶油",但这种汤里面没有一滴奶油。它有着纯而浓郁的蔬菜味。加入布朗黄油,使原本单薄的汤变得丰富起来。

汤可以提前2天制成,用密闭容器存储在冰箱里。食用前重新加热,并加入布朗黄油。

材料

1 颗花椰菜,切成碎片,包括嫩心

1/2 杯韭菜切丁,只留白色的菜秆

海盐

1/2 杯(一块)无盐黄油,最好来自草饲奶牛

现磨白胡椒粉

制作方法

1.预留 1/2 的花椰菜碎,将其余的放入中号炖锅。加入韭菜和 4杯冷水。用盐(份量可略多)调味,中火加热。

2. 煮沸，盖上锅盖，炖约 12 分钟，直到花椰菜变得很软。

3. 炖花椰菜期间，用小煎锅加热黄油，中低火即可。加入剩下的花椰菜碎，翻炒约 7 分钟，直到黄油呈金黄色，发出坚果香气，花椰菜稍微变褐，刚熟的样子。关火，保温。

4. 取出花椰菜和韭菜混合物，用漏勺将蔬菜放入料理机的碗里。添加 1 杯烹饪用水，留下剩余的水。

5. 将花椰菜搅碎成糊糊，慢慢地添加额外的烹饪用水，直到混合物浓稠匀净，呈浓汤状。用盐和白胡椒调味。

6. 将相同分量的汤倒入 4 只汤碗中。碗中央放一勺炒花椰菜，并在面上淋一层布朗黄油。

7. 立即食用。

每份营养分析

卡路里 240，脂肪 23 克，蛋白质 3 克，碳水化合物 8 克，糖 3 克，纤维 3 克，钠 314 毫克

---

### 羊肉丸子汤

8 人份

---

说明

这道菜来自纽约市特图里亚餐厅（Tertulia restaurant）的主厨希默斯·马伦（Seamus Mullen）。这道菜很适合用于晚餐聚会或周日的晚餐。这样到了下个星期，可以用剩下来的部分当午餐。

材料

**肉丸所需食材：**

2 枚大鸡蛋

1 杯杏仁，用牛奶浸泡 30 分钟，沥干后切碎

1/2 杯切碎的混合新鲜香料，牛至、迷迭香和/或百里香均可

1 汤匙红酒（可选）

2 瓣蒜，切碎

2 汤匙粗盐

1 茶匙红辣椒

1 茶匙香菜粉

1 茶匙小茴香粉

1 茶匙茴香粉

半茶匙新鲜黑胡椒粉

$2\frac{1}{2}$ 磅羊肉馅

**汤底所需食材：**

2 汤匙特级初榨橄榄油，额外多用一些作为装饰

1 捆（4～6 根）小胡萝卜，切碎

4 颗去皮 Cipollini 洋葱

1 杯杏鲍菇，切丁

1 颗球茎茴香，切成 1 英寸见方的小块

2 瓣蒜，切片

1 杯白葡萄酒

6 杯鸡汤

2 片月桂叶

2 枝新鲜百里香

1 枝新鲜迷迭香

海盐和现磨黑胡椒

1 杯红藜麦，洗净

1 颗墨西哥辣椒，去梗，去籽，切成薄片

2 杯蜜豆，对剖

半杯菊苣，胡乱切碎

新鲜切碎的莳萝、香菜、罗勒、茴香叶和 / 或薄荷，装饰用

## 制作方法

1. 制作肉丸：把鸡蛋打进一个大碗。加入除羊肉馅以外肉丸部分列出的所有食材，彻底混合。加入羊肉馅，用手将所有东西揉在一起。捏起一块肉馅，轻轻地在手中滚动，滚成直径 3 厘米的肉丸。把所有的肉馅食材都捏成丸子。

2. 熬制汤底：用一口大锅，高温加热橄榄油，迅速把肉丸炸成均匀的褐色。放入衬有纸巾的盘子。将胡萝卜、洋葱、蘑菇和球茎茴香加入平底锅，炒 3 分钟，加入大蒜，熬 1 分钟。加入白葡萄酒，溶解锅底的蔬菜颗粒，加热 3 分钟让酒精挥发。加入鸡汤、月桂叶、百里香和迷迭香，煮沸。调至低火，用盐和胡椒调味。

3. 加入藜麦，煨 15 分钟，直到变软，然后加入肉丸，小火煨 2 分钟。试试肉丸内部的温度，50℃左右即可，用嘴唇碰碰看，有温度，但不烫就行。等肉丸到 50℃了，加入墨西哥辣椒、蜜豆和菊苣。再炖 3 分钟，直到蔬菜去生但还鲜嫩。

4. 立刻食用，每碗撒上一些橄榄油和碎香料。

## 每份营养分析

卡路里 650，脂肪 35 克，蛋白质 40 克，碳水化合物 45 克，糖 8 克，纤维 13 克，钠 680 毫克

— 沙拉 —

## 分层蔬菜沙拉
### 6人份

**说明**

这是一种很适合多人食用的沙拉，因为它可以提前准备，最后一刻再搅拌。红洋葱会带来鲜艳的颜色，但如果手头没有，白洋葱也很合适。但不要用普通的绿色或红色卷心菜代替更柔软的皱叶甘蓝或青菜，因为前者太硬了。

**材料**

3颗红洋葱，去皮，切碎

6杯（约1/2磅）皱叶甘蓝菜或青菜，切片

1颗大豆薯，去皮，切丝

4杯切成薄片的萝卜，红萝卜最好，但其他的也可以

1/2杯有机发酵全脂酸奶

1/2杯谷物大脑蛋黄酱（配方见下一道食谱）

2汤匙橄榄油浸凤尾鱼，切碎（见下一道食谱中的介绍）

2茶匙切碎的混合新鲜香料，如薄荷、罗勒、香菜和/或百里香

海盐和新鲜黑胡椒粉（可选）

**制作方法**

1. 使用蔬菜切片机或非常锋利的刀将洋葱横切成薄片。将洋葱片放入一大碗冰水中，浸泡10分钟。倒掉水，沥干洋葱。

2. 在大沙拉碗的底部放薄薄的一层皱叶甘蓝，再放薄薄一层洋葱，接着是豆薯，最后是萝卜。继续一层层地叠加，用萝卜收尾，用完所

有的蔬菜。

3. 把酸奶、蛋黄酱、凤尾鱼和香料放到小碗里搅拌，混合好。将沙拉酱均匀地倒在沙拉上。盖上保鲜膜，冷藏至少 6 小时，至多 24 小时。

4. 准备食用时再搅拌沙拉。尝一下，如有需要加入盐和胡椒调味。

## 每份营养分析

卡路里 232，脂肪 16 克，蛋白质 5 克，碳水化合物 17 克，糖 7 克，纤维 6 克，钠 390 毫克

---

### 谷物大脑蛋黄酱
制作约 2 杯

---

### 说明

这种蛋黄酱的秘密在所用的油里。和传统蛋黄酱（一般使用菜籽油）不同，这种蛋黄酱要求使用牛油果油，以求创造出更美味、营养更丰富的体验。你可以像用传统蛋黄酱那样使用它，抹、蘸、拌。一定要购买有机牛油果油。全食超市或 La Tienda、Donostia Foods 网站上可购买到符合可持续采购标准的凤尾鱼（来自 Wild Planet Foods 海鲜供应商）。

### 材料

3 个大蛋黄，常温

半茶匙海盐

1/4 茶匙芥末粉

1 汤匙香槟醋或新鲜柠檬汁

1½ 杯牛油果油

1 汤匙热水

制作方法

1.搅拌机里装满开水，放置几分钟。加热搅拌机的容器，好让鸡蛋加入后能变浓稠。倒出水，并迅速擦干容器。将容器放在搅拌机的马达上。加入蛋黄，以中等速度搅拌，直到蛋黄变得十分浓稠。加入盐和芥末粉，并迅速融合。加入醋，搅拌。

2.随着马达转动，用极其缓慢的速度一滴一滴地加入油，滴液越慢，乳化越均匀。加入大约一半的油时，你应该得到了一种类似老式重奶油似的酱，此时倒入油的速度可加快，因为你不需要再考虑凝结问题了。如果混合物看起来太稠（你想要的是柔软的奶油混合物），加一点醋即可。继续加油，直到鸡蛋吸收了所有的油脂。接着，加入足够的热水（但不超过盛汤用的大汤匙1汤匙），让混合物变得顺滑。把蛋黄酱倒入带盖的干净容器里。盖上盖子放入冰箱冷藏室，保存时间最多可达5天。

每份营养分析（1汤匙）

卡路里105，脂肪11克，蛋白质0克，碳水化合物0克，糖0克，纤维0克，钠34毫克

---

### 混合绿蔬菜加烤核桃

4 人份

---

说明

焦糖洋葱酱、松脆的核桃和微苦的绿色蔬菜结合在一起，制作出了香喷喷、饱腹感充足的沙拉。作为午餐主菜，或作为烤鱼或烤家禽的配菜都很合适。

材料

1 颗红洋葱，去皮，切成 8 瓣

1/2 杯加 1 汤匙核桃油

1 汤匙香醋

3 汤匙白香醋

海盐和现磨黑胡椒

7 杯切好的混合微苦绿色蔬菜，如菊苣、红菊苣、蒲公英、芥末和 / 或羽衣甘蓝

1 杯切碎的烤核桃

1 颗小红葱头，去皮，纵向切成两半，切成薄片

制作方法

1. 将烤箱预热至 200℃。

2. 在不粘烤盘里放入洋葱瓣，切口面冲下。将 1 汤匙核桃油和香醋混合，然后将混合汁淋在洋葱上。放入烤箱烘烤大约 30 分钟，偶尔翻动，直到洋葱表面呈金黄色，带焦糖感。

3. 从烤箱中取出洋葱，放在一边稍微冷却。做酱料的时候，你会希望洋葱是温热的。

4. 趁着尚有温热，将调味洋葱放入带金属刀片的料理机。加入剩余的 1/2 杯核桃油和白香醋。搅拌成顺滑、浓稠的菜泥。用盐和胡椒调味。（酱料可预先做好，但放进沙拉里之前，需要稍微加热一下。）

5. 把绿色蔬菜放进大号沙拉碗里。将酱料倒在上面，沾满蔬菜，使之去生。不一定要把酱料用完。充分翻转。

6. 加入烤核桃和红葱头，再翻转拌匀。品尝，如有必要，加入盐和胡椒调味。

7. 立刻食用。

每份营养分析（按加入所有酱料计算）

卡路里 600，脂肪 53 克，蛋白质 14 克，碳水化合物 30 克，糖 5
克，纤维 17 克，钠 140 毫克

---

### 豆薯沙拉
#### 4 人份

---

说明

清新的酱料和微甜酥脆的豆薯形成了完美的搭配。配上苦涩的菊
苣，则形成质地复杂的美味沙拉。

材料

1/4 杯切碎的西红柿干

1 汤匙切碎的新鲜香菜

1 汤匙切碎的新鲜韭菜

3 汤匙香槟醋

2 茶匙新鲜青柠汁

1 茶匙新鲜柠檬汁

2 茶匙特级初榨橄榄油

现磨黑胡椒

3 杯豆薯切丝

1 杯菊苣切碎

帕尔马干酪或乳清干酪，用于装饰

制作方法

1.把西红柿、香菜和韭菜放在一个小盆里。加入醋、青柠汁、柠
檬汁和橄榄油。用黑胡椒调味，搅拌均匀。盖上盖子，冷藏至少 1 小

时，最多 4 小时。

2. 把豆薯放在一大碗冰水里，冷藏 1 小时。

3. 准备食用时，将豆薯沥水轻拍晾干。放在中等大小的碗里，把番茄酱倒在上面，搅拌混合均匀。

4. 在 4 个沙拉盘中间铺一层菊苣。在每个盘子的中间舀等量的豆薯沙拉。将干酪撒在每个盘子上，立即食用。

## 每份营养分析

卡路里 180，脂肪 9 克，蛋白质 10 克，碳水化合物 12 克，糖 3 克，纤维 5 克，钠 350 毫克

---

### 西红柿－罗勒塔，配酸乳酒酱、培根和新鲜莳萝

1 人份

---

### 说明

这道食谱来自我的好朋友法布里佐奥·艾里（Fabrizio Aielli），他是我家乡佛罗里达州那不勒斯镇上海盐餐厅的主厨。这是一道开胃菜，也可以作为周末的清爽点心，下饭吃也行。请用完全成熟的西红柿做这道菜。

### 材料

1 颗藤生西红柿，切成 3 片，去顶去底。

2 片新鲜罗勒叶

2 汤匙酸乳酒酱（配方见下页）

2 片培根，炒至香脆，切碎

1 汤匙特级初榨橄榄油

一些新鲜莳萝碎

海盐

## 制作方法

将番茄片堆叠在盘子里，每层之间垫一片罗勒叶。淋上酱汁，撒上培根，最后洒上橄榄油、盐和莳萝碎，完成。

## 每份营养分析

卡路里 273，脂肪 24 克，蛋白质 9 克，碳水化合物 9 克，糖 6 克，纤维 2 克，钠 480 毫克

---

### 酸乳酒酱
制作 2 杯略多

---

## 说明

酸乳酒有一种酸味和清爽的香味，其质地类似于饮用酸奶，所以用来当酱料很合适。

## 材料

2 杯酸乳酒

2 汤匙红酒醋

1 枝新鲜莳萝，切碎

2 汤匙特级初榨橄榄油

海盐和现磨黑胡椒

## 制作方法

用一口中碗将酸乳酒、醋和莳萝搅在一起。加入橄榄油，搅拌直至完全结合。用盐和胡椒调味。用密闭容器存放在冰箱里，可保存 1 周。

## 每份营养分析（2 汤匙）

卡路里 34，脂肪 3 克，蛋白质 1 克，碳水化合物 1 克，糖 1 克，纤维 0 克，钠 50 毫克

— 蔬菜 —

## 文火炖甘蓝

4 人份

**说明**

多年来，除了在葡萄牙菜里能偶见身影，羽衣甘蓝基本上是遭到忽视的。可如今，它迎来了好日子。它纤维含量高，富含抗氧化剂和维生素，是很好的解毒剂。医学证明它有助于降低许多癌症的患病风险。我认为这是一道特别美味的菜，可以加入你的甘蓝食用库中。

**材料**

两捆散叶羽衣甘蓝（其他品种也行）

3 汤匙特级初榨橄榄油

1 颗大维达利亚洋葱或毛伊洋葱，去皮，切成条状

1 汤匙（约 5 大瓣）烤蒜泥（见注释）

海盐

红辣椒片

2 汤匙红酒醋

**制作方法**

1. 去掉羽衣甘蓝老硬的根茎。把叶子叠起来，横着切成粗片。用冷水洗净，把所有的泥块冲掉。沥干，但无须把所有的水分都抖掉，因为你需要用它熬制炖菜的浓浆。

2. 用大号深炖锅，用中火将油加热。放入一层羽衣甘蓝，搭配洋葱条，炒至发蔫；再加入羽衣甘蓝，翻炒混合，直到把所有的羽衣甘蓝加进锅里。撒上蒜泥，用盐和红辣椒片调味。盖上锅盖，炖约 10 分

钟，直到菜品非常软。

3.关火，揭盖。倒上少许醋，搅拌。立即食用。

**注释：**

制作烤蒜泥：将烤箱预热到180℃。如果要烤一整颗，将蒜头侧放，用锋利的刀从底部切一个1/8英寸的小口子。用特级初榨橄榄油轻轻涂抹整颗蒜头或蒜瓣。用烘焙用锡纸包好，放到烤箱的烤盘里。烘烤至蒜头发软，出香味；一整头蒜大概要用25分钟，若干瓣则需要大约12分钟。从烤箱中取出，打开锡纸，略微冷却。用指尖捏住外皮，往外挤。蒜瓣可能会整个弹出来（也可能没有，但关系不大），反正烤大蒜一般会在使用前捣碎或制成蒜泥。立即使用，或装入有盖的容器，放入冰箱，可保存1星期。

每份营养分析

卡路里210，脂肪12克，蛋白质6克，碳水化合物24克，糖9克，纤维6克，钠140毫克

| 洋姜油煎饼 |
| :---: |
| 4人份 |

说明

洋姜，也叫"耶路撒冷洋蓟"，虽然它和耶路撒冷或者洋蓟都没关系，不过味道和洋蓟有几分类似。通常用于沙拉，可生吃，但用于烹饪时，可以代替土豆，在这道食谱里就是如此，与传统犹太薯饼很像。

材料

2磅洋姜，擦洗，晾干

1根小葱，去皮，切碎

4 汤匙无盐黄油，最好来自草饲奶牛，熔化，如有需要，可再加少许
海盐和现磨黑胡椒

制作方法

1. 使用蔬菜切碎机把洋姜切成菜丝。(也可以使用装有切碎刀刃的
料理机，但这样做出来的是湿乎乎的碎片，而不是干燥的小条。)把小
条放在一个中等大小的碗里，拌上小葱。

2. 将混合好的料放进一块干净的厨房毛巾里。拉起毛巾的两侧，
紧紧地绞动，挤出蔬菜里多余的汁液。

3. 将 2 汤匙黄油放入 10 英寸的不粘煎锅里，小火加热。加入挤干
了水分的洋姜混合物，用抹刀把它修饰成蛋糕的样子。用盐和胡椒调
味。用小火加热约 12 分钟，直到底部变脆，呈金黄色。根据需要调整
火力，以免洋姜还没彻底熟透，蛋糕就变焦糊了。根据需要添加更多
的黄油，以防止蛋糕粘锅。

4. 你可以用两把铲子把蛋糕从锅里翻个面。也可以先把蛋糕转移到
一个盘子上。接着，用另一个盘子翻过来扣在蛋糕上，小心地翻转两张
盘子，让整个蛋糕翻个面，焦的那面朝上，接着再把它挪回煎锅里。

5. 转回小火加热，再次拍打洋姜混合物。绕着锅边淋上剩下的 2
汤匙黄油，再加热 7 分钟，直到洋姜彻底熟透，蛋糕的底部呈现金黄
色，变得酥脆。

6. 找一张双层纸巾，放在干净平整的表面。轻轻地将蛋糕放在纸
巾上，晾上一会儿，吸干多余的黄油。

7. 将蛋糕挪回上菜的盘子，切成几份，食用。

每份营养分析

卡路里 200，脂肪 8 克，蛋白质 3 克，碳水化合物 29 克，糖 16
克，纤维 3 克，钠 150 毫克

## 洋姜烤菜

### 4 人份

### 说明

在这份奶油烤菜里，洋姜的浓郁香味得到了酸奶和奶酪的妥帖加持。如果你找不到洋姜，可以用洋蓟心来代替。不管是哪种方式，这都是一道适合配沙拉的绝妙晚餐菜肴。

### 材料

2 汤匙无盐黄油，最好来自草饲奶牛

1 汤匙特级初榨橄榄油

2 根大葱，去皮，横切成丝

1 茶匙蒜末

1 磅洋姜，去皮，切成薄片

1 茶匙新鲜百里香叶

1 茶匙切碎的新鲜龙蒿叶

海盐和现磨黑胡椒

1/3～1/2 杯蔬菜原汤或低钠蔬菜汤

1/4 杯有机发酵全脂酸奶

2 盎司切达干酪，搓碎

### 制作方法

1. 预热烤箱。

2. 使用一口大煎锅，中火加热，将黄油和橄榄油混合。热好了锅后加入葱和大蒜，搅拌几下，约 6 分钟后或到两者软化并开始上色停止。

3. 加入洋姜、百里香和龙蒿并搅拌。用盐和胡椒调味，加入 1/3

杯蔬菜浓汤。盖上盖子，调到小火，慢慢搅拌约 15 分钟，让洋姜很嫩但又不糊做一团。如果液体蒸发，再加少许浓汤。揭开盖子，继续烹饪，频繁搅拌约 4 分钟，直到洋姜包上浆液。

4. 将洋姜端下炉子。加入酸奶，轻轻搅拌至均匀。品尝，如有必要，加入盐和胡椒调味。上面撒干酪碎，放入烤箱。

5. 烤大约 1 分钟，直到干酪熔化，呈金黄色。从烤箱中取出并立即食用。

### 每份营养分析

卡路里 222，脂肪 14 克，蛋白质 6 克，碳水化合物 19 克，糖 10 克，纤维 2 克，钠 266 毫克

---

## 印度风味卷心菜
### 6 人份

---

### 说明

在炒青菜里加入少许香料，这道菜就会从普普通通变得鲜香喜人。如果你不喜欢太辣，可随时去掉辣椒。你可能需要在卷心菜里添加一点水，免得它太快就变黑了。但不要加太多，因为少许颜色会带来额外的焦味和香味。

### 材料

3 汤匙酥油或澄清黄油，最好来自草饲奶牛

1 茶匙芥菜籽

1 汤匙蒜末

1 茶匙姜黄粉

1/4 茶匙孜然粉

1½ 磅红色或绿色卷心菜，去皮，剥出菜心，切丝

1 颗小的绿辣椒，去梗，去籽，切碎

海盐

## 制作方法

1. 用大煎锅中火加热酥油。加入芥末籽，盖上盖子，煮几分钟，直到芥末籽开始爆开。

2. 把锅从炉子上取下，揭盖，加入大蒜、姜黄和孜然搅拌。放回火上，不断搅拌，约 2 分钟，让大蒜变软。加入卷心菜、辣椒和盐。翻炒 1 分钟左右，直到所有的卷心菜都裹上了一层调味酥油。盖上盖子，煮约 5 分钟或到卷心菜仍带着脆劲。如果你喜欢熟透的卷心菜，那就再煮一会儿，直到它很软，几近糊状。

3. 关火，立刻食用。

## 每份营养分析

卡路里 102，脂肪 7 克，蛋白质 2 克，碳水化合物 9 克，糖 4 克，纤维 3 克，钠 31 毫克

---

## 泰式蔬菜咖喱

4 人份

---

## 说明

虽然你可以买到红咖喱酱和绿咖喱酱，和按书里方法自制的泰式咖喱味道一样，但我更偏爱自制的。它很容易保存，手头备着一份咖喱随时可用也很棒。如果你希望让咖喱是全素的，可以从食谱中去掉虾酱和鱼酱。又如果你喜欢的话，可以用大约 5 杯切碎的裙带菜或者其他海藻来代替鱼酱和虾酱，无须海鲜也能制造出一点儿海洋的味道。

材料

1 汤匙椰子油

1/2 杯切碎的洋葱

1 茶匙切碎的大蒜

1 茶匙切碎的鲜姜

3 汤匙红咖喱酱（配方见下一道菜谱）

2 杯蔬菜浓汤或低钠蔬菜汤

1 罐（13.5 盎司）无糖椰奶

1 条小茄子，切成小方块

1 颗小红椒，去梗，去籽，切块

3 杯小西蓝花

4 杯嫩菠菜，去掉坚韧的茎干

制作方法

1. 用大煎锅，中火热油。加入洋葱、大蒜和生姜，多搅拌，煮约4 分钟或直到软。加入咖喱酱以及浓汤和椰奶，并慢慢熬。

2. 加入茄子、红椒和西蓝花，多搅拌，煮 10 分钟左右，直到蔬菜变软。

3. 加入菠菜，调低火力。盖上盖，熬制 5 分钟，直到蔬菜很软。

4. 立即食用。

每份营养分析

卡路里 290，脂肪 19 克，蛋白质 7 克，碳水化合物 24 克，糖 8 克，纤维 8 克，钠 332 毫克

---

**红咖喱酱**

---

说明

只要你看到用这道食谱自制红咖喱酱有多容易，就一定再也不会

去买包装咖喱酱。这款泰式红咖喱酱比任何在商店里买的都更美味、更健康。它可以用于各种菜肴，包括海鲜、家禽和牛肉。你也可以在汤里加 1 勺这种酱，添加叫人垂涎欲滴的味道。

### 材料

10 根干红辣椒，去蒂去籽

1 杯开水

10 颗黑胡椒

1 茶匙香芹籽，烤熟

1 茶匙胡荽籽，烤熟

1/2 茶匙姜黄粉

1/4 茶匙肉桂粉

3 汤匙切碎的葱

2 汤匙切碎的香茅或 1 汤匙碎柠檬皮

2 汤匙新鲜香菜叶

1 汤匙蒜末

1 汤匙虾酱

1 汤匙鱼露

1 茶匙碎酸橙皮

### 制作方法

1.将辣椒放入耐热容器中。加入开水，放置 15 分钟，让它重新湿润吸水。倒水，轻拍晾干。

2.用香料研磨机或搅拌机把干辣椒和胡椒、香芹籽、胡荽籽、姜黄和肉桂混到一起。加工，打磨成细粉。

3.将辣椒混合末装进带金属刀片的料理机杯里。加入葱、柠檬皮、香菜、蒜末、虾酱、鱼露和酸橙皮，加工成浓稠的糊状。如有需要，加入冷水，每次 1 汤匙，让混合物顺滑。

4. 从料理机的杯中取出混合物，放入硬质容器中。立即食用，或盖上盖子，放入冰箱冷藏室，保存时间可长达 1 个月。

每份营养分析（1 汤匙）

卡路里 27，脂肪 0 克，蛋白质 2 克，碳水化合物 4 克，糖 0 克，纤维 0 克，钠 210 毫克

---

### 西蓝花、蘑菇和羊奶酪

4 人份

---

说明

这种"一锅煮"式的大杂烩很快就能做好；经过整天漫长的工作，再没有什么比它更容易端上桌了。西蓝花可以换为花椰菜头，羊奶酪可以用你喜欢的任何半软或硬奶酪替代。

材料

1 颗西蓝花

2 汤匙特级初榨橄榄油

1 汤匙无盐黄油，最好来自草饲奶牛

3/4 磅蘑菇，洗净，去根，切片

1 茶匙切碎的大蒜

海盐和现磨黑胡椒

1/2 磅的羊奶酪碎（约 $1\frac{1}{2}$ 杯）

2 汤匙切碎的新鲜罗勒

制作方法

1.把西蓝花切成一瓣一瓣的小花。去掉茎干外面的老皮，横向切断成硬币大小的薄片。放在一边。

2.预热烧烤架。

3.将橄榄油和黄油放入大煎锅中，中火加热。加入蘑菇和大蒜，偶尔搅拌，约10分钟，直到蘑菇开始渗出液体，边缘变成棕色。

4.加入西蓝花小花和茎干，继续烹制，频繁搅拌5分钟或直到西蓝花变得清脆爽口。用盐和胡椒调味。

5.加入羊奶酪和罗勒，搅拌混合。盖上盖子，煮约2分钟，直到奶酪开始熔化。

6.关火，放在烘烤机里几分钟，让它稍微带点焦色。取出，立刻食用。

每份营养分析

卡路里300，脂肪20克，蛋白质15克，碳水化合物25克，糖5克，纤维6克，钠830毫克

---

### 混合酸泡菜
制作 2 夸脱<sup>⊖</sup>
准备时间：1 星期

---

说明

在传统卷心菜里加入甘蓝和辣椒，使这种泡菜组合维生素C含量特别高，泡菜汁水和蔬菜本身的营养同样丰富。哪怕只吃一汤匙，也能提高你每日摄入的维生素。为了获得更强一点的酸味以及更多的营养价值，你可以加入少许橙汁和小柠檬；要增加甜味的话，可以加入

⊖　1 夸脱 ≈ 946 毫升。

橙汁和一颗中等大小的橙子。这种酸泡菜可以搭配烤肉、烤鱼或烤家禽；可以加入绿色蔬菜作为沙拉；还可以当成零食吃。

材料

1 磅卷心菜切碎

1 磅豆薯，去皮，切丝

$1\frac{1}{2}$ 杯羽衣甘蓝

3/4 杯苹果切丝

1/2 杯韭菜切丝，只保留白色部分

1 茶匙切碎的大蒜

1 茶匙红辣椒切丝

$1\frac{1}{2}$ 茶匙精制海盐

1/4 杯乳清或 1 包蔬菜发酵剂

蒸馏水

制作方法

1. 把卷心菜、豆薯、羽衣甘蓝、苹果、韭菜、大蒜和辣椒放进一口大碗，搅拌混合。加入盐，用手将盐揉进蔬菜，直到蔬菜渗出液体。

2. 将蔬菜混合物及渗出的汁水对半分，放入两个消毒无菌的 1 夸脱玻璃罐，盖子要能紧密闭合。用指尖（能放入大罐子的小罐子、玻璃杯也可以）或土豆捣碎器尽量使劲压下蔬菜混合物，让汁水冒起来，盖住蔬菜。每个罐子里加入 2 汤匙乳清，蔬菜和罐子顶部之间留出 1～2 英寸空间，以便蔬菜发酵时有扩展空间。如果液体和乳清未能彻底淹过蔬菜，加入足够凉白开，使之完全覆盖。

3. 将一些凉水放入可重新密封的小塑料袋中。你需要足够的水来增加重量，好把蔬菜压在汁水以下。密封袋子，排出所有的空气，把它放在蔬菜顶上，把它向下推，好发挥出水袋的配重作用。盖上罐子盖并密封。

4.放在阴凉的地方一个星期。每天检查发酵过程，确保蔬菜一直沉在汁水下面。如果水位太低，请取出水袋。产生的泡沫或霉菌都请捞出扔掉，这些东西无害，但不好吃。加入蒸馏水。将蔬菜推回汁水中，把水袋放在上面压紧，密封，像之前一样放在阴凉处。

5.一个星期后，泡菜即可食用，也可以放入冰箱，保存时间长达9个月。

每份营养分析（1/2 杯）

卡路里30，脂肪0克，蛋白质2克，碳水化合物7克，糖2克，纤维1克，钠230毫克

---

### 亚洲风味泡菜
制作 1 夸脱
准备时间：3 天

---

说明

整个亚洲都很常见腌渍蔬菜泡菜（芥菜最为常见），它可以单独食用，或搭配汤、炖菜或米饭。这道食谱带有辣椒、生姜和大蒜组合而成的独特味道。所有食材都有益健康，而发酵让它们能发挥出更好的整体效果。

材料

1/2 磅蒲公英、芥菜心或羽衣甘蓝

1 汤匙鲜姜切片

1 茶匙大蒜切片

2 颗红辣椒或青辣椒，纵向对半切开

2 杯蒸馏水，可按需增加

1/4 杯天然苹果醋

2 汤匙椰子糖（见注）

1 汤匙精制海盐

3 颗八角

## 制作方法

1. 把绿色蔬菜的叶子从茎干上摘下。将茎横切为 2 英寸长，叶子切碎。将切好的茎放入 4 杯的量杯中，加入足够碎叶，轻轻按压，装满整个量杯。将绿色蔬菜混合物转移到碗里。加入生姜和大蒜，搅拌均匀。

2. 将蔬菜放入干净的无菌容器，比如 1 夸脱带盖的干净玻璃罐子，随意地放入一些辣椒。

3. 在一口小锅里，用中火将蒸馏水、醋、糖和盐混合。等到沸腾，立刻关火。

4. 加入八角，让盐水冷却 3 分钟。把热盐水倒在绿色蔬菜上，没过所有的蔬菜。在蔬菜和罐口之间留出 1～2 英寸的空间，以便发酵时给蔬菜留出空间。如果液体不足以完全淹没蔬菜，加入足够的凉白开。

5. 将一些凉水放入可重新密封的小塑料袋中。你需要足够的水来增加重量，好把蔬菜压在汁水以下。密封袋子，排出所有的空气，把它放在蔬菜顶上，把它向下推，好发挥出水袋的配重作用。盖上罐子盖并密封。放入冰箱，食用前要让它发酵 3 天。蔬菜可以冷藏存储长达 6 个月。

注：椰子糖可在保健食品商店、专业市场、部分超市和在线购买。

## 每份营养分析（1/2 杯）

卡路里 25，脂肪 0 克，蛋白质 0 克，碳水化合物 6 克，糖 2 克，纤维 1 克，钠 600 毫克

## — 鱼类 —

### 香草烤野生三文鱼

#### 4 人份

说明

这是一道十分简单而又讲究的菜肴。三文鱼是极佳的晚餐聚会主菜，因为它的烹饪速度很快，卖相诱人，能让主厨成为当晚的明星。务必从可靠的鱼贩那里购买三文鱼，因为很多时候，卖家会把养殖三文鱼标为野生三文鱼。请注意，环保组织 Oceana 进行了一项调查发现，43% 打着野生旗号的三文鱼，其实都是养殖的，请买家务必当心。

材料

1 汤匙椰子油

1 汤匙新鲜的柠檬汁

1/4 杯切碎的新鲜香草，如欧芹、龙蒿、山萝卜或莳萝，另需略多以供装饰

3 汤匙切碎的葱

1 片（$1\frac{1}{2}$ 磅）1 英寸厚的三文鱼片，去皮去骨去刺

海盐和现磨黑胡椒

柠檬切成三角形，做装饰用

制作方法

1. 将烤箱预热至 230℃。

2. 将油和柠檬汁放在足够大的烤盘（可放入整条三文鱼）中。将烤盘放入烤箱，加热约 4 分钟，直到油极烫。

3. 快速从烤箱中取出烤盘，拌入香草和葱。用盐和胡椒给三文鱼

调味，然后放入烤盘。小心地将三文鱼翻面若干次，涂上香草和汤汁，去皮的一面朝下。烘烤，淋汁两三次，大约10分钟，或者直到鱼的中心八成熟。

4.将鱼从烤箱中取出，小心地转移到上菜用的拼盘上，把汤汁舀到鱼身上。用多余的香草和柠檬装点。

5.立即食用。

## 每份营养分析

卡路里240，脂肪10克，蛋白质34克，碳水化合物2克，糖1克，纤维0克，钠230毫克

---

### 清蒸野生三文鱼，配炒韭菜和甜菜
#### 4人份

---

### 说明

炒甜菜给粉红色的三文鱼垫了个颜色丰富的底，其实，任何当季的绿色蔬菜都可以。春天，蒲公英的些许苦味，能给鲜嫩多汁的鱼带去巧妙的对比。

### 材料

2汤匙无盐黄油，最好来自草饲奶牛，加热熔化

4片（6盎司）无骨野生三文鱼鱼片

海盐和现磨黑胡椒

8片柠檬

2汤匙特级初榨橄榄油，另需少许淋在鱼身

2杯韭菜切段，只留白色茎干

6杯切碎的彩虹甜菜，去掉太老的部分

## 制作方法

1. 将烤箱预热至 230℃。

2. 用足够大的铁丝架承托放三文鱼的托板。先放在一旁。

3. 切出 4 张 10 英寸见方的锡纸。用刷子轻轻地将熔化的黄油涂在锡纸上。放在一旁。

4. 将三文鱼用盐和胡椒稍作调味。每张锡纸上放一片柠檬，放一块调味三文鱼，再在鱼片上盖一片柠檬。用锡纸把三文鱼牢牢地裹起来，两端拧紧。将包好的三文鱼块放在准备好的烤架上。

5. 放进烤箱里，烤 8 分钟左右，直到鱼的中央略欠火候。

6. 趁着烤三文鱼的机会，将橄榄油放进一口大炒锅，用中火加热。加入韭菜翻炒 4 分钟，直到冒出香味，菜变软（此时韭菜尚未变色）。加入甜菜，翻炒 4 分钟左右，直到韭菜和甜菜都变软。用盐和胡椒调味，关火。用锡纸轻轻地蒙着，保温。

7. 从烤箱中取出三文鱼，小心地打开纸包。要小心，因为蒸汽很烫。

8. 将韭菜和甜菜均匀地分到 4 个盘子里。每份蔬菜上放一片蒸三文鱼。淋上橄榄油，立即食用。

## 每份营养分析

卡路里 324，脂肪 19 克，蛋白质 35 克，碳水化合物 3 克，糖 0 克，纤维 0 克，钠 330 毫克

---

### 鱼柳条，配黑橄榄、洋蓟和球芽甘蓝卷心菜沙拉

**2 人份**

---

## 说明

海盐餐厅主厨法布里佐奥·艾里为我们带来了这道使用当地新鲜

食材制成的美味佳肴。你可以使用任何类型的鲷鱼。找到你所在地区的新鲜食材。如果准备 4 人聚会，配料翻倍即可。

材料

2 片（6 盎司）鱼柳（或任何类型的鲷鱼均可）

海盐和现磨黑胡椒

1/4 杯特级初榨橄榄油

2 瓣大蒜，捣烂

2 枝新鲜迷迭香，切碎

半颗柠檬，榨汁

两头洋蓟，用油保存，切成 4 牙

12 颗去核卡拉玛塔橄榄

1/2 杯球芽甘蓝，切丝（配方见下一道菜谱）

制作方法

1. 用盐和胡椒将鱼调味。用大中火加热大煎锅。加入橄榄油，烧至沸点。将鱼柳放入锅内，带皮的一面朝下。调至中火，烹制 2 分钟。用铲子翻转鱼片，加入大蒜、迷迭香和柠檬汁。再烹制 2 分钟，或直到鱼肉熟到你喜欢的程度，用叉子能轻轻剥落鱼肉。取出锅里的鱼，倒入两个盘子。

2. 用同一口锅，加入洋蓟和橄榄，烹制 1 分钟。围着鱼摆放，让每条鱼都围上菜丝。立即食用。

每份营养分析

卡路里 625，脂肪 44 克，蛋白质 40 克，碳水化合物 23 克，糖 3克，纤维 12 克，钠 670 毫克

## 球芽甘蓝切丝

2 人份

### 说明

这道美味的菜丝跟鱼类菜肴相得益彰。如果需要供更多的人食用，将食材翻两倍或三倍均可。你也可以将食材分别存放在冰箱里的密封容器当中，等食用之前再切成丝。

### 材料

2 杯球芽甘蓝

2 汤匙液体橄榄油调味汁（见注释）

### 制作方法

用刨刀把球芽甘蓝刨丝。用液体橄榄油调味汁搅拌。食用。

**注释**：要制作液体橄榄油调味汁，只需将 1 枚大蛋黄和 1/2 杯特级初榨橄榄油一起搅拌，每次只加少许油，直至完全融合。加入新鲜的柠檬汁和海盐调味。将配方翻两倍或三倍，你就能制成可用好几天的量了。放置在冰箱密闭容器中，可保存 1 星期。

### 每份营养分析

卡路里 290，脂肪 29 克，蛋白质 4 克，碳水化合物 8 克，糖 2 克，纤维 3 克，钠 170 毫克

## ― 肉和家禽 ―

---

## 草饲牛肉饼

4 人份

---

### 说明

我不喜欢用纯牛肉，而是喜欢加热过的碎牛肉。牛肉一定不能太瘦，因为你需要大量的脂肪才能做成多汁美味的牛肉饼。如果还想来点"添头"，可以用黄油炒些洋葱，把它们炒到软，接着堆在烤牛肉饼上。

### 材料

1½ 磅草饲牛肉末

1 颗绿辣椒，去茎去籽，切碎

2 汤匙切碎的葱

1 茶匙切碎的大蒜

海盐和现磨黑胡椒

特级初榨橄榄油，用来刷在肉饼上

### 制作方法

1. 中火预热烧烤架或烤盘。

2. 把牛肉和辣椒、葱和大蒜放在中碗里。用双手将之混合，揉捏在一起。用盐和胡椒调味。

3. 将肉末分成 4 份，每份制成尺寸相同的肉饼，以便均匀烹饪。用一把刷子，蘸着橄榄油，厚厚地将肉饼刷上一层油。

4. 将牛肉饼放在烤架上烤 4 分钟。翻个面，再烤 4 分钟，至中熟。

5. 从烤架上取下，立即食用。

每份营养分析

卡路里 350，脂肪 24 克，蛋白质 33 克，碳水化合物 1 克，糖 0
克，纤维 0 克，钠 400 毫克

---

## 烤羊腿

6 人份

---

说明

　　我想，所有人都有自己最心爱的烤羊腿做法吧，我的方法很简单。
我把羊腿肉切了很多口，每道切口里都加入蒜瓣。肉不光烤的时候闻
着香，而且蒜瓣增加了调味汁的风味，让它的口感丰富了许多。

材料

1/4 杯特级初榨橄榄油

1 颗柠檬，榨汁，保留果皮

1 汤匙切碎的新鲜迷迭香

2 茶匙新鲜百里香叶

1 条（6 磅）草饲羊腿

20 瓣大蒜，去皮，如果蒜瓣略大，可剖成两半

海盐和现磨黑胡椒

3 根韭菜，切碎，只留下白色茎干

半杯鸡汤或低钠鸡汤

1/4 杯干白葡萄酒

4 汤匙常温无盐黄油，最好来自草饲奶牛

制作方法

1.将烤箱预热至 230℃，将烤架放在一张足够大可承托羊腿的烤

盘上，放在一边。

2. 将油与柠檬汁及果皮、迷迭香和百里香用一口小碗混合起来。

3. 用一把锋利的小刀在整条羊腿上随意切 20 条口子。每条切口里填一个蒜瓣。用双手将刚才混合好的油和香料厚厚地抹在羊腿外面，并拍打至入味。用盐和胡椒调味。

4. 将调好味的肉放在烤盘上。放入烤箱烤 40 分钟。将烤箱温度降低到 190℃，再烤 1 小时，或用一支温度计插入羊肉最厚的部位，如果读出的温度是 57℃上下，羊肉是四成熟，65℃上下是五成熟。

5. 将羊肉挪到砧板上，用锡纸包好，切开前放置 10 分钟。请注意，羊肉在放置过程中，它仍在自我烹制，会继续升温约 10℃左右。

6. 烤盘放到炉子上，用中火加热，加入韭菜烹制约 3 分钟，搅拌烤盘下部的酱汁。加入鸡汤和酒，煮沸。频繁搅拌约 3 分钟，直到液体有所减少。加入黄油，搅拌约 3 分钟，直到形成浓郁的调味汁。品尝，如果有必要，用盐和胡椒调味。

7. 将羊肉切成薄片，放在盘子上。在上面淋一些酱汁，蘸着剩余的酱汁一同食用。

### 每份营养分析

卡路里 540，脂肪 29 克，蛋白质 58 克，碳水化合物 5 克，糖 0 克，纤维 0 克，钠 550 毫克

---

### 托斯卡纳风味烤猪肉

6 人份

---

### 说明

和不少意大利食谱（传统的或是随性的）一样，这是一道非常容

易准备的菜肴，但对食材的要求很高。放养的猪一般是指可以在牧场和树林里自由走动的传统品种，它的味道比养殖的猪更丰富，而且更为精瘦。我喜欢传统巴克夏猪肉的高脂肪含量，以及烹制后的多汁感。

### 材料

1 份（2½ 磅）去骨放养猪前腰肉，最好带一层脂肪

1/4 杯特级初榨橄榄油

10 颗杜松子，碾碎

8 瓣大蒜，切碎

1 汤匙干迷迭香

1 汤匙碎黑胡椒

海盐

1 杯鸡汤或低钠鸡汤

1½ 杯洋葱，切薄片

1½ 杯球茎茴香，切薄片

1 颗橙子，保留橙皮

1 茶匙切碎的新鲜迷迭香

### 制作方法

1. 将烤箱预热至 200℃。

2. 将烤架放在一张足够大可承托猪肉的烤盘上，先放在一边。

3. 把猪肉放在砧板上。将油与杜松子、大蒜、干迷迭香和碎胡椒用小碗混合起来。混好后，将之抹在猪肉上，按压，让它附着在肉与脂肪上。用盐调味，放到烤盘架上，脂肪面朝上。

4. 放入烤箱烤 45 分钟。加入鸡汤、洋葱，球茎茴香和橙皮，并继续烤 40 分钟，或用温度计插入最厚的部位，读数在 65℃上下（此时为五成熟）。

5. 将猪肉移到砧板上，用锡纸包好，切开前放置 10 分钟。

6. 用刀将烤肉横着切成片。把洋葱肉汁倒进盘子里，将肉片稍微叠一下，放在洋葱上。撒上新鲜的迷迭香，立即食用。

## 每份营养分析

卡路里 270，脂肪 10 克，蛋白质 37 克，碳水化合物 6 克，糖 1 克，纤维 1 克，钠 390 毫克

---

### 欧芹酱烤鸡腿

**4 人份**

---

## 说明

如果你跟我一样，手里随时准备着一些煮鸡蛋，那么这会是一道适合忙碌工作日的简便晚餐。鸡大腿很快就能熟，汁水丰富，味道鲜美。欧芹酱很经典，与烤鸡配合则带来一道令人兴奋的全新菜肴。

## 材料

8 根（约 2 磅）带骨去皮鸡大腿

1/2 杯加 2 汤匙特级初榨橄榄油

海盐和现磨黑胡椒

3 枚煮熟的蛋黄

$1\frac{1}{2}$ 汤匙白葡萄酒醋

3 汤匙切碎的新鲜扁叶欧芹

2 茶匙切碎的葱

## 制作方法

1. 将烤箱预热至 200℃。

2. 把鸡大腿放进烤盘。淋上 2 汤匙橄榄油，用盐和胡椒调味。放

入烤箱烤约 25 分钟，偶尔转动，或直到鸡腿变为金黄色，全熟。

3.趁着烤鸡的空档制作酱料。

4.将蛋黄和醋混合入带金属刀片的料理机杯中，加工至顺滑。随着马达转动，慢慢加入剩余的半杯橄榄油，加工至充分乳化。

5.把鸡蛋混合物转移到小碗里。加入欧芹和葱，用盐和胡椒调味，搅拌均匀。

6.从烤箱中取出鸡大腿，放在盘子上。倒一些调味汁，剩下的酱汁单独盛放。

每份营养分析

卡路里 600，脂肪 52 克，蛋白质 35 克，碳水化合物 1 克，糖 0 克，纤维 0 克，钠 450 毫克

## — 甜品 —

---

### 椰子布丁

#### 4 人份

---

材料

1 杯杏仁奶

2 茶匙甜菊糖

1 杯不加糖的椰奶

1/4 杯白奇异籽

1/4 茶匙肉豆蔻粉

2 汤匙无糖椰子片，烤制

制作方法

1.将杏仁牛奶和甜菊糖混合在中等大小的碗中，搅拌，使之融合。加入椰奶、奇异籽和肉豆蔻粉，搅拌即可。

2.用保鲜膜盖住并放入冰箱。冷藏至少 4 小时，每小时搅拌一次，确保奇异籽充分泡发。食用之前，布丁可以冷藏 24 小时。

3.如准备食用，在上面撒点烤椰子片。

每份营养分析

卡路里 170，脂肪 15 克，蛋白质 3 克，碳水化合物 7 克，糖 1 克，纤维 4 克，钠 66 毫克

---

### 简易巧克力慕斯

#### 6 人份

---

说明

这道甜点做起来超快，而且从蓬松感和口感上来说，跟其他更精

致复杂的慕斯别无二致。尽管可以冷藏数天，但会变得更硬。吃起来味道仍然很好，只是质感会很不一样。

### 材料

7 盎司黑巧克力（含 72% 可可及以上）或苦甜巧克力，切碎

2 杯冷重奶油，最好来自草饲奶牛

1/4 杯有机发酵全脂酸奶（可选）

巧克力刨花，装饰用（可选）

### 制作方法

1. 把巧克力放在耐热的碗里。

2. 选择一口跟碗差不多大小的锅，能把碗装进去，且两者贴得很紧，类似套锅。锅里装一半的水，注意水不要碰到碗的上缘。开中火，放入碗。让水缓慢沸腾，搅拌巧克力。等水彻底烧开的时候，巧克力大概就熔化了。理想而言，用温度计测量，巧克力的温度在 50℃ 上下。（如果巧克力太烫，它会立刻使奶油熔化。）在 50 多℃时，你应该可以用手指试试热度，不会感到太烫不舒服为宜（它应该比温嘟嘟稍高，却又不烫）。从锅里取出碗，用木勺使劲搅拌 30 秒，让蒸汽冒出来。

3. 趁着巧克力熔化期间，打发奶油。将冷奶油放入冻过的碗里，用手持式电动搅拌机转动搅拌约 4 分钟，直至形成柔软的泡沫。

4. 不断搅拌，慢慢将冷鲜奶油倒入温热的熔化巧克力中，搅拌直至混合均匀。混合物会很软，非常蓬松。

5. 你可以把慕斯放进一个大碗里，或者用勺子等分到 6 个单独的甜品杯或碗里。食用前至少冷藏 30 分钟。

6. 即食，或配上酸奶和一些巧克力刨花。

每份营养分析

卡路里 500，脂肪 46 克，蛋白质 5 克，碳水化合物 20 克，糖 11 克，纤维 4 克，钠 35 毫克

---

## 乳清干酪加浆果和烤杏仁
### 4 人份

---

说明

又是一道让人非常满足的甜点。我通常会自制乳清干酪，这样才能确保质量和风味，但如今你也能在市场里找到优质产品。奶酪浓郁，浆果带来了甜味，杏仁做了最后的妥帖润色。

材料

1 杯全脂乳清干酪，最好来自草饲动物（牛、山羊或绵羊）

1 杯覆盆子、草莓或蓝莓

4 茶匙切碎的杏仁或无糖椰片，烤制

制作方法

用勺子将乳清干酪均分到 4 口甜点小碗里。给每碗乳清干酪上撒上 1/4 杯的浆果。面上再覆以等量杏仁。立即食用。

每份营养分析

卡路里 135，脂肪 9 克，蛋白质 8 克，碳水化合物 7 克，糖 0 克，纤维 2 克，钠 52 毫克

# 致　谢

　　我真的很幸运，能和这支绝对是出版行业梦之队的团队合作，我要献上最衷心的谢意。Kristin Loberg 对文稿做了创意和艺术加工，巧妙地把我提供的原材料变成了为无数人健康造福的文字。我的文学经纪人 Bonnie Solow 维系着整支团队的愿景。她高明且具有同情心的指导，体现了我们所有的目标。利特尔 & 布朗出版社的编辑 Tracy Behar 凭借着她温文尔雅的风度，再加上无与伦比的文学才能与经验，让所有参与者都快乐地投入到本书的创作过程中。此外，我还要感谢她的全体队员：Michael Pietsch、Reagan Arthur、Nicole Dewey、Craig Young、Genevieve Nierman、Lisa Erick-son、KaitlynBoudah、Zea Moscone、Ben Allen、Julianna Lee、Valerie Cimino、Giraud Lorber、Olivia Aylmer、Katy Isaacs 和 Dianne Schneider。

　　James Murphy，感谢你以大局为重，实现我们的共同目标。

　　Andrew Luer，感谢你长久以来对我们长短期目标的承诺，适应我们不断变化的需求，也感谢你提出的谨慎建议。

　　James Murphy，感谢你在社交媒体不断变化的版图上穿梭自如，让我们的信息始终保持在浪潮前沿。

　　Judith Choate，感谢你在厨房里施展的魔法，设计出符合"谷物大脑完整生活计划"的美味食谱。

Gigi Stewart，谢谢你贡献出了符合我规则的家传美味厨房调料，让烹饪变得更加有趣。

佛罗里达州那不勒斯镇海盐餐厅的 Fabrizio Aielli 和纽约市特图里亚餐厅的 Seamus Mullen，谢谢你们把自己店里的美味食谱提供给我，我真的很喜欢。

Jonathan Heindemause，谢谢你对食谱所做的营养分析，对食谱最后一刻的改动，你也随时待命。

Nichole Dunn，我们团队的最新成员，谢谢你在公共关系方面的出色工作。

最后，感谢所有一路上给我鼓舞、帮助和支持的人。我心里惦记着你们，谢谢大家！

# 精选参考文献

以下是本书所提及的精选论文和著作，按章节列出。这份书单并非详尽无遗，因为每一条目都可以再补充几十条甚至上百条其他书目，但它能帮助你学到很多东西，恪守"谷物大脑完整生活计划"的原则与教义。这份参考书目还可以为进一步研究和调查打开大门。如需更详尽的参考资料和资源，请访问 www.DrPelrmutter.com。

## 前言　你能碰到这本书，一定有原因

Roach, Michael, and Christie McNally. *How Yoga Works*. New Jersey: Diamond Cutter Press, 2005.

## 第一部分　欢迎来到谷物大脑完整生活计划

### 第 1 章　谷物大脑完整生活计划是什么

Alzheimer's Association, "2016 Alzheimer's Disease Facts and Figures." www.alz.org/facts/ (accessed July 6, 2016).

Bournemouth University. "Brain Diseases Affecting More People and Starting Earlier Than Ever Before." ScienceDaily. www.sciencedaily.com/releases/2013/05/130510075502.htm (accessed June 14, 2016).

Centers for Disease Control and Prevention, Chronic Disease Prevention and Health Promotion. "Statistics and Tracking." www.cdc.gov/chronicdisease/stats/ (accessed June 14, 2016).

Centers for Disease Control and Prevention, National Center for Health Statistics. "Leading Causes of Death." www.cdc.gov/nchs/fastats/leading-causes-of-death.htm (accessed June 14, 2016).

Keith, Lierre. *The Vegetarian Myth: Food, Justice, and Sustainability.* Oakland, CA: PM Press, 2009.

Laidman, Jenni. "Obesity's Toll: 1 in 5 Deaths Linked to Excess Weight." Medscape.com. www.medscape.com/viewarticle/809516 (accessed June 10, 2016).

Perlmutter, David. "Bugs Are Your Brain's Best Friends." *Extraordinary Health.* Vol 24, 2015: 9–13.

Pritchard, C., A. Mayers, and D. Baldwin. "Changing Patterns of Neurological Mortality in the 10 Major Developed Countries 1979–2010." *Publ. Health* 127, no. 4 (2013): 357–368.

## 第 2 章　主要目标

Blumberg, R., and F. Powrie. "Microbiota, Disease, and Back to Health: A Metastable Journey." *Sci. Transl. Med.* 4, no. 137 (June 2012): 137rv7.

Braniste, V. et al. "The Gut Microbiota Influences Blood-Brain Barrier Permeability in Mice." *Sci. Transl. Med.* 6, no. 263 (November 2014): 263ra158.

Brogan, Kelly. *A Mind of Your Own: The Truth About Depression and How Women Can Heal Their Bodies to Reclaim Their Lives.* New York, NY: HarperWave, 2016.

Cahill Jr., G. F. and R. L. Veech. "Ketoacids? Good Medicine?" *Trans. Am. Clin. Climatol. Assoc.* 114 (2003): 149–61; discussion 162–3.

Carding, S. et al. "Dysbiosis of the Gut Microbiota in Disease." *Microb. Ecol. Health. Dis.* 26 (February 2015): 26191.

Cheema, A. K. et al. "Chemopreventive Metabolites Are Correlated with a Change in Intestinal Microbiota Measured in A-T Mice and Decreased Carcinogenesis." *PLoS One* 11, no. 4 (April 2016): e0151190.

Crane, P. K. et al. "Glucose Levels and Risk of Dementia." *N. Engl. J. Med.* 369, no. 6 (August 2013): 540–8.

Daulatzai, M. A. "Obesity and Gut's Dysbiosis Promote Neuroinflammation, Cognitive Impairment, and Vulnerability to Alzheimer's

Disease: New Directions and Therapeutic Implications." *J. Mol. Gen. Med.* S1 (2014).

David, L. A. et al. "Diet Rapidly and Reproducibly Alters the Human Gut Microbiome." *Nature* 505, no. 7484 (January 2014): 559–63.

Earle, K. A. et al. "Quantitative Imaging of Gut Microbiota Spatial Organization." *Cell Host Microbe* 18, no. 4 (October 2015): 478–88.

Fan, Shelly. "The Fat-Fueled Brain: Unnatural or Advantageous?" ScientificAmerican.com (Mind Guest Blog). blogs.scientificamerican.com/mind-guest-blog/the-fat-fueled-brain-unnatural-or-advantageous/ (accessed June 10, 2016).

Gao, B. et al. "The Clinical Potential of Influencing Nrf2 Signaling in Degenerative and Immunological Disorders." *Clin. Pharmacol.* 6 (February 2014): 19–34.

Gedgaudas, Nora T. *Primal Body, Primal Mind: Beyond the Paleo Diet for Total Health and a Longer Life*. Rochester, Vermont: Health Arts Press, 2009.

Graf, D. et al. "Contribution of Diet to the Composition of the Human Gut Microbiota." *Microb. Ecol. Health. Dis.* 26 (February 2015): 26164.

Holmes, E. et al. "Therapeutic Modulation of Microbiota-Host Metabolic Interactions." *Sci. Transl. Med.* 4, no. 137 (June 2012): 137rv6.

Jones, R. M. et al. "Lactobacilli Modulate Epithelial Cytoprotection through the Nrf2 Pathway." *Cell Rep.* 12, no. 8 (August 2015): 1217–25.

Kelly, J. R. et al. "Breaking Down the Barriers: The Gut Microbiome, Intestinal Permeability and Stress-Related Psychiatric Disorders." *Front. Cell. Neurosci.* 9 (October 2015): 392.

Kresser, Chris. "9 Steps to Perfect Health—#5: Heal Your Gut." ChrisKresser.com. February 24, 2011. chriskresser.com/9-steps-to-perfect-health-5-heal-your-gut/ (accessed June 14, 2016).

Kumar, Himanshu et al. "Gut Microbiota as an Epigenetic Regulator: Pilot Study Based on Whole-Genome Methylation Analysis." *mBio* 5, no. 6 (December 2014): pii: e02113–14.

Li, H. et al. "The Outer Mucus Layer Hosts a Distinct Intestinal Microbial Niche." *Nat. Commun.* 6 (September 2015): 8292.

Mandal, Ananya. "History of the Ketogenic Diet." News-Medical.net. www.news-medical.net/health/History-of-the-Ketogenic-Diet .aspx (accessed June 14, 2016).

Mu, C. et al. "Gut Microbiota: The Brain Peacekeeper." *Front. Microbiol.* 7 (March 2016): 345.

Perlmutter, David. *Brain Maker: The Power of Gut Microbes to Heal and Protect Your Brain—For Life.* New York: Little, Brown and Co., 2015.

Perlmutter, David. "Why Eating for Your Microbiome Is the Key to a Healthy Weight." MindBodyGreen.com guest blog. March 24, 2016. www.mindbodygreen.com/0-24285/why-eating-for-your -microbiome-is-the-key-to-a-healthy-weight.html (accessed June 14, 2016).

Reger, M. A. et al. "Effects of Beta-Hydroxybutyrate on Cognition in Memory-Impaired Adults." *Neurobiol. Aging* 25, no. 3 (March 2004): 311–4.

Rosenblat, J. D. et al. "Inflamed Moods: A Review of the Interactions Between Inflammation and Mood Disorders." *Prog. Neuropsychopharmacol. Biol. Psychiatry* 53 (August 2014): 23–34.

Schilling, M. A. "Unraveling Alzheimer's: Making Sense of the Relationship Between Diabetes and Alzheimer's Disease." *J. Alzheimers Dis.* 51, no. 4 (February 2016): 961–77.

Shenderov, B. A. "Gut Indigenous Microbiota and Epigenetics." *Microb. Ecol. Health Dis.* 23 (March 2012).

Slavin, Joanne. "Fiber and Prebiotics: Mechanisms and Health Benefits." *Nutrients* 5, no. 4 (April 2013): 1417–1435.

Sonnenburg, J. L., and M. A. Fischbach. "Community Health Care: Therapeutic Opportunities in the Human Microbiome." *Sci. Transl. Med.* 3, no. 78 (April 2011): 78ps12.

Stulberg, E. et al. "An Assessment of US Microbiome Research." *Nature Microbiology* 1, no. 15015 (January 2016).

Sunagawa, S. et al. "Ocean Plankton. Structure and Function of the Global Ocean Microbiome." *Science* 348, no. 6237 (May 2015): 1261359.

University of California—Los Angeles Health Sciences. "Gut Bacteria Could Help Prevent Cancer." ScienceDaily. www.sciencedaily.com/releases/2016/04/160413151108.htm (accessed June 14, 2016).

Vojdani, A. et al. "The Prevalence of Antibodies Against Wheat and Milk Proteins in Blood Donors and Their Contribution to Neuroimmune Reactivities." *Nutrients* 6, no. 1 (December 2013): 15–36.

Zhan, Y. et al. "Telomere Length Shortening and Alzheimer's Disease—A Mendelian Randomization Study." *JAMA Neurol.* 72, no. 10 (October 2015): 1202–3.

Zonis, S. et al. "Chronic Intestinal Inflammation Alters Hippocampal Neurogenesis." *J. Neuroinflamm.* 12 (April 2015): 65.

## 第 3 章　饮食规则

"GMO Foods: What You Need to Know." *Consumer Reports*. March 2015.

Bawa, A. S. and K. R. Anilakumar. "Genetically Modified Foods: Safety, Risks and Public Concerns—A Review." *J. Food Sci. Technol.* 50, no. 6 (December 2013): 1035–46.

Bazzano, L. A. et al. "Effects of Low-Carbohydrate and Low-Fat Diets: A Randomized Trial." *Ann. Intern. Med.* 161, no. 5 (September 2014): 309–18.

Catassi, C. et al. "A Prospective, Double-Blind, Placebo-Controlled Trial to Establish a Safe Gluten Threshold for Patients with Celiac Disease." *Am. J. Clin. Nutr.* 85, no. 1 (January 2007): 160–6.

Catassi, C. et al. "Non-Celiac Gluten Sensitivity: The New Frontier of Gluten-Related Disorders." *Nutrients* 5, no. 10 (September 2013): 3839–53.

Di Sabatino, A. et al. "Small Amounts of Gluten in Subjects with Suspected Nonceliac Gluten Sensitivity: A Randomized, Double-Blind, Placebo-Controlled, Cross-Over Trial." *Clin. Gastroenterol. Hepatol.* 13, no. 9 (September 2015): 1604–12.e3.

Fasano, A. "Zonulin and Its Regulation of Intestinal Barrier Function: The Biological Door to Inflammation, Autoimmunity, and Cancer." *Physiol. Rev.* 91, no. 1 (January 2011): 151–75.

Guyton, K. Z. et al. "Carcinogenicity of Tetrachlorvinphos, Parathion, Malathion, Diazinon, and Glyphosate." *Lancet Oncol.* 16, no. 5 (May 2015): 490–1.

Hollon, J. et al. "Effect of Gliadin on Permeability of Intestinal Biopsy Explants from Celiac Disease Patients and Patients with Non-Celiac Gluten Sensitivity." *Nutrients* 7, no. 3 (February 2015): 1565–76.

Lawrence, G. D. "Dietary Fats and Health: Dietary Recommendations in the Context of Scientific Evidence." *Adv. Nutr.* 4, no. 3 (May 2013): 294–302.

Levine, M. E. et al. "Low Protein Intake Is Associated with a Major Reduction in IGF-1, Cancer, and Overall Mortality in the 65 and Younger but Not Older Population." *Cell. Metab.* 19, no. 3 (March 2014): 407–17.

Mason, Rosemary. "Glyphosate Is Destructor of Human Health and Biodiversity." Available at www.gmoevidence.com/dr-mason-glyph osate-is-destructor-of-human-health-and-biodiversity/ (accessed June 14, 2106).

Nierenberg, Cari. "How Much Protein Do You Need?" WebMD.com feature, Guide to a Healthy Kitchen. www.webmd.com/diet/healthy-kitchen-11/how-much-protein?page=2 (accessed June 14, 2016).

Pan, A. et al. "Red Meat Consumption and Mortality: Results from 2 Prospective Cohort Studies." *Arch. Intern. Med.* 172, no. 7 (April 2012): 555–63.

Perlmutter, David. *Grain Brain: The Surprising Truth about Wheat, Carbs, and Sugar — Your Brain's Silent Killers.* New York: Little, Brown and Co., 2013.

Shai, I. et al. "Weight Loss with a Low-Carbohydrate, Mediterranean, or Low-Fat Diet." *NEJM.* 359, no. 3 (July 2008): 229–241.

Suez, J. et al. "Artificial Sweeteners Induce Glucose Intolerance by Altering the Gut Microbiota." *Nature* 514, no. 7521 (October 2014): 181–6.

Thongprakaisang, S. et al. "Glyphosate Induces Human Breast Cancer Cells Growth via Estrogen Receptors." *Food Chem. Toxicol.* 59 (September 2013): 129–36.

Toledo, E. et al. "Mediterranean Diet and Invasive Breast Cancer Risk among Women at High Cardiovascular Risk in the PREDIMED Trial: A Randomized Clinical Trial." *JAMA Intern. Med.* 175, no. 11 (November 2015): 1752–60.

Valls-Pedret, C. "Mediterranean Diet and Age-Related Cognitive Decline: A Randomized Clinical Trial." *JAMA Intern. Med.* 175, no. 7 (July 2015): 1094–103.

Want, Liqun et al. "Lipopolysaccharide-Induced Inflammation Is Associated with Receptor for Advanced Glycation End Products in Human Endothelial Cells." *FASEB J.* 28, no. 1 (April 2104).

# 第二部分　谷物大脑完整生活计划概要

## 第 4 章　着手：评估风险因素，了解数据，做好思想准备

Brandhorst, S. et al. "A Periodic Diet That Mimics Fasting Promotes Multi-System Regeneration, Enhanced Cognitive Performance, and Healthspan." *Cell Metab.* 22, no. 1 (July 2015): 86–99.

Leslie, Mitch. "Short-Term Fasting May Improve Health." ScienceMagazine.org. June 18, 2015. www.sciencemag.org/news/2015/06/short-term-fasting-may-improve-health (accessed June 14, 2016).

Perlmutter, Austin. "5 Ways to Thrive While You Wean Off Carbohydrates." DrPerlmutter.com. www.drperlmutter.com/five-ways-thrive-wean-carbohydrates/ (accessed June 15, 2016).

Seshadri, S. et al. "Plasma Homocysteine As a Risk Factor for Dementia and Alzheimer's Disease." *N. Engl. J. Med.* 346, no. 7 (February 2002): 476–83.

Torgan, Carol. "Health Effects of a Diet That Mimics Fasting." National Institutes of Health, NIH Research Matters page on nih.gov. July 13, 2015. www.nih.gov/news-events/nih-research-matters/health-effects-diet-mimics-fasting (accessed June 15, 2016).

Youm, Y. H. et al. "The Ketone Metabolite β-hydroxybutyrate Blocks Nlrp3 Inflammasome-Mediated Inflammatory Disease." *Nat. Med.* 21, no. 3 (March 2015): 263–9.

## 第5章　第一步：编辑饮食和所服用的药物

Azad, M. B. et al. "Infant Antibiotic Exposure and the Development of Childhood Overweight and Central Adiposity." *Int. J. Obes.* (Lond.) 38, no. 10 (October 2014): 1290–8.

Babiker, R. et al. "Effects of Gum Arabic Ingestion on Body Mass Index and Body Fat Percentage in Healthy Adult Females: Two-Arm Randomized, Placebo Controlled, Double-Blind Trial." *Nutr. J.* 11 (December 2012): 111.

Björkhem, I., and S. Meaney. "Brain Cholesterol: Long Secret Life Behind a Barrier." *Arterioscler. Thromb. Vasc. Biol.* 24, no. 5 (May, 2004): 806–15.

Calame, W. et al. "Gum Arabic Establishes Prebiotic Functionality in Healthy Human Volunteers in a Dose-Dependent Manner." *Br. J. Nutr.* 100, no. 6 (December 2008): 1269–75.

Chowdhury, R. et al. "Vitamin D and Risk of Cause Specific Death: Systematic Review and Meta-Analysis of Observational Cohort and Randomised Intervention Studies." *BMJ.* 348 (April 2014): g1903.

Culver, A. L. et al. "Statin Use and Risk of Diabetes Mellitus in Post-menopausal Women in the Women's Health Initiative." *Arch. Intern. Med.* 172, no. 2 (January 23, 2012): 144–52.

Durso, G. R. et al. "Over-the-Counter Relief from Pains and Pleasures Alike: Acetaminophen Blunts Evaluation Sensitivity to Both Negative and Positive Stimuli." *Psychol. Sci.* 26, no. 6 (June 2015): 750–8.

Frenk, S. M. et al. "Prescription Opioid Analgesic Use Among Adults: United States, 1999–2012." *NCHS Data Brief* no. 189 (February 2015): 1–8.

Graham, D. Y. et al. "Visible Small-Intestinal Mucosal Injury in Chronic NDSAID Users." *Clin. Gastroenterol. Hepatol.* 3, no. 1 (January, 2005): 55–9.

Hegazy, G. A. et al. "The Role of Acacia Arabica Extract As an Antidiabetic, Antihyperlipidemic, and Antioxidant in Streptozotocin-Induced Diabetic Rats." *Saudi Med. J.* 34, no. 7 (July 2013): 727–33.

Holscher, H.D. et al. "Fiber Supplementation Influences Phylogenetic Structure and Functional Capacity of the Human Intestinal

Microbiome: Follow-Up of a Randomized Controlled Trial." *Am. J. Clin. Nutr.* 101, no. 1 (January 2015): 55–64.

Kantor, E. D. et al. "Trends in Prescription Drug Use among Adults in the United States from 1999–2012." *JAMA.* 314, no. 17 (November 2015): 1818–31.

Kennedy, Pagan. "The Fat Drug." *New York Times*, Sunday Review. March 9, 2014, page SR1.

Lam, J. R. et al. "Proton Pump Inhibitor and Histamine 2 Receptor Antagonist Use and Vitamin B12 Deficiency." *JAMA.* 310, no. 22 (December 11, 2013): 2435–42.

Liew, A. et al. "Acetaminophen Use during Pregnancy, Behavioral Problems, and Hyperkinetic Disorders. *JAMA Pediatr.* 168, no. 4 (April, 2014): 313–20.

Littlejohns, T. J. et al. "Vitamin D and the Risk of Dementia and Alzheimer's Disease." *Neurology* 83, no. 10 (September 2014): 920–8.

Matthews, L. R. et al. "Worsening Severity of Vitamin D Deficiency Is Associated with Increased Length of Stay, Surgical Intensive Care Unit Cost, and Mortality Rate in Surgical Intensive Care Unit Patients." *Am. J. Surg.* 204, no. 1 (July 2012): 37–43.

Mazer-Amirshahi, M. et al. "Rising Rates of Proton Pump Inhibitor Prescribing in US Emergency Departments." *Am. J. Emerg. Med.* 32, no. 6 (June 2014): 618–22.

Mikkelsen, K. H. et al. "Use of Antibiotics and Risk of Type 2 Diabetes: A Population-Based Case-Control Study." *J. Clin. Endocrinol. Metab.* 100, no. 10 (October 2015): 3633–40.

Million, M. et al. "Correlation between Body Mass Index and Gut Concentrations of *Lactobacillus reuteri, Bifidobacterium animalis, Methanobrevibacter smithii* and *Escherichia coli.*" *Int. J. Obes.* (Lond.) 37, no. 11 (November 2013): 1460–6.

Mor, A. et al. "Prenatal Exposure to Systemic Antibacterials and Overweight and Obesity in Danish Schoolchildren: A Prevalence Study." *Int. J. Obes.* (Lond.) 39, no. 10 (October 2015): 1450–5.

Newport, Mary. "What if There Was a Cure for Alzheimer's Disease and No One Knew?" CoconutKetones.com. July 22, 2008. www. coconutketones.com/whatifcure.pdf (accessed June 14, 2016).

Park, Alice. "Too Many Antibiotics May Make Children Heavier." Time.com. October 21, 2015. time.com/4082242/antibiotics-obesity/ (accessed June 14, 2016).

Pärtty, A. et al. "A Possible Link between Early Probiotic Intervention and the Risk of Neuropsychiatric Disorders Later in Childhood: A Randomized Trial." *Pediatr. Res.* 77, no. 6 (June 2015): 823–8.

Perlmutter, David. *Grain Brain: The Surprising Truth about Wheat, Carbs, and Sugar — Your Brain's Silent Killers.* New York: Little, Brown and Co., 2013.

Reyes-Izquierdo, T. et al. "Modulatory Effect of Coffee Fruit Extract on Plasma Levels of Brain-Derived Neurotrophic Factor in Healthy Subjects." *Br. J. Nutr.* 110, no. 3 (August 2013): 420–5.

Reyes-Izquierdo, T. et al. "Stimulatory Effect of Whole Coffee Fruit Concentrate Powder on Plasma Levels of Total and Exosomal Brain-Derived Neurotrophic Factor in Healthy Subjects: An Acute Within-Subject Clinical Study." *Food Nut. Sci.* 4, no. 9 (2013): 984–990.

Sass, Cynthia. "The 5 Most Confusing Health Labels." HuffingtonPost.com. www.huffingtonpost.com/2014/08/02/health-food-labels-confusing_n_5634184.html (accessed May 1, 2016).

Schwartz, B. S. et al. "Antibiotic Use and Childhood Body Mass Index Trajectory." *Int. J. Obes.* (Lond.) 40, no. 4 (April 2016): 615–21.

Shah, N. H. et al. "Proton Pump Inhibitor Usage and the Risk of Myocardial Infarction in the General Population." *PLoS One* 10, no. 6 (June 2015): e0124653.

Sigthorsson, G. et al. "Intestinal Permeability and Inflammation in Patients on NSAIDs." *Gut.* 43, no. 4 (October, 1998): 506–11.

Simakachorn, N. et al. "Tolerance, Safety, and Effect on the Faecal Microbiota of an Enteral Formula Supplemented with Pre- and Probiotics in Critically Ill Children." *J. Pediatr. Gastroenterol. Nutr.* 53, no. 2 (August 2011): 174–81.

Slavin, Joanne. "Fiber and Prebiotics: Mechanisms and Health Benefits." *Nutrients* 5, no. 4 (April 2013): 1417–1435.

Swaminathan, A., and G. A. Jicha. "Nutrition and Prevention of

Alzheimer's Dementia." *Front. Aging. Neurosci.* 6 (October 2014): 282.

University of Exeter. "Link between Vitamin D, Dementia Risk Confirmed." ScienceDaily. www.sciencedaily.com/releases/2014/08/14 0806161659.htm (accessed June 15, 2016).

Velicer, C. M. et al. "Antibiotic Use in Relation to the Risk of Breast Cancer." *JAMA.* 291, no. 7 (February 2004): 827–35.

Vesper, B. J. et al. "The Effect of Proton Pump Inhibitors on the Human Microbiota." *Curr. Drug. Metab.* 10, no. 1 (January 2009): 84–9.

Weinstein, G. et al. "Serum Brain-Derived Neurotrophic Factor and the Risk for Dementia: The Framingham Heart Study." *JAMA Neurol.* 71, no. 1 (January 2014): 55–61.

World Health Organization. "WHO's First Global Report on Antibiotic Resistance Reveals Serious, Worldwide Threat to Public Health." WHO.int news release, April 30, 2014. www.who.int/mediacentre/news/releases/2014/amr-report/en/ (accessed June 14, 2016).

Wu, A. et al. "Curcumin Boosts DHA in the Brain: Implications for the Prevention of Anxiety Disorders." *Biochim. Biophys. Acta.* 1852, no. 5 (May 2015): 951–61.

Zaura, E. et al. "Same Exposure but Two Radically Different Responses to Antibiotics: Resilience of the Salivary Microbiome versus Long-Term Microbial Shifts in Feces." *mBio.* 6, no. 6 (November 2015): e01693–15.

Zhang, H. et al. "Discontinuation of Statins in Routine Care Settings: A Cohort Study." *Ann. Intern. Med.* 158, no. 7 (April 2, 2013): 526–34.

## 第 6 章　第二步：增加支持策略

American Academy of Neurology (AAN). "Heavy Snoring, Sleep Apnea May Signal Earlier Memory and Thinking Decline." ScienceDaily. www.sciencedaily.com/releases/2015/04/150415203338.htm (accessed June 15, 2016).

Andrews, S. et al. "Beyond Self-Report: Tools to Compare Estimated and Real-World Smartphone Use." *PLoS One* 10, no. 10 (October 2015): e0139004.

Balogun, J. A. et al. "Comparison of the EMG Activities in the Vastus Medialis Oblique and Vastus Lateralis Muscles During Hip Adduction and Terminal Knee Extension Exercise Protocols." *Afr. J. Physiother. and Rehab. Sci.* 2, no. 1 (2010).

Barclay, Eliza. "Eating to Break 100: Longevity Diet Tips from the Blue Zones." NPR.com. The Salt page. April 11, 2015. www.npr.org/sections/thesalt/2015/04/11/398325030/eating-to-break-100-longevity-diet-tips-from-the-blue-zones (accessed June 14, 2016).

Berman, M. G. et al. "Interacting with Nature Improves Cognition and Affect for Individuals with Depression." *J. Affect. Disord.* 140, no. 3 (November 2012): 300–5.

Buettner, Dan. "The Island Where People Forget to Die." *New York Times*, Sunday Magazine. October 28, 2012, page MM36.

Clarke, S. F. et al. "Exercise and Associated Dietary Extremes Impact on Gut Microbial Diversity." *Gut* 63, no. 12 (December 2014): 1913–20.

Dennis, Brady. "Nearly 60 Percent of Americans—The Highest Ever—Are Taking Prescription Drugs." *Washington Post*, To Your Health section. November 3, 2015. www.washingtonpost.com/news/to-your-health/wp/2015/11/03/more-americans-than-ever-are-taking-prescription-drugs/ (accessed June 14, 2016).

Dimeo, F. et al. "Benefits from Aerobic Exercise in Patients with Major Depression: A Pilot Study." *Br. J. Sports Med.* 35, no. 2 (April 2001): 114–7.

Environmental Working Group. www.ewg.org. Research section and Consumer Guides.

Erickson, K. I. et al. "Exercise Training Increases Size of Hippocampus and Improves Memory." *Proc. Natl. Acad. Sci.* 108, no. 7 (February 2011): 3017–22.

Eriksson, P. S. et al. "Neurogenesis in the Adult Human Hippocampus." *Nat. Med.* 4, no. 11 (November 1998): 1313–7.

Halden, Rolf. "Epistemology of Contaminants of Emerging Concern and Literature Meta-Analysis." *J. Haz. Mat.* 282, no. 23 (January 2015): 2–9.

Jarrett, Christian. "How Expressing Gratitude Might Change Your Brain." NYMag.com. Science of Us section. January 7, 2016. nymag.com/scienceofus/2016/01/how-expressing-gratitude-change

-your-brain.html (accessed June 14, 2016).

Kini, P. et al. "The Effects of Gratitude Expression on Neural Activity." *Neuroimage*. 128 (March 2016): 1–10.

Lautenschlager, N. T. et al. "Effect of Physical Activity on Cognitive Function in Older Adults at Risk for Alzheimer's Disease: A Randomized Trial." *JAMA*. 300, no. 9 (September 2008): 1027–37.

Lee, B. H., and Y. K. Kim. "The Roles of BDNF in the Pathophysiology of Major Depression and in Antidepressant Treatment." *Psychiatry Investig*. 7, no. 4 (December 2010): 231–5.

McCann, I. L., and D. S. Holmes. "Influence of Aerobic Exercise on Depression." *J. Pers. Soc. Psychol*. 46, no. 5 (May 1984): 1142–7.

National Sleep Foundation. www.sleepfoundation.org. Sleep Disorders and Sleep Topics.

Osorio, R. S. et al. "Sleep-Disordered Breathing Advances Cognitive Decline in the Elderly." *Neurology* 84, no. 19 (May 2015): 1964–71.

Perlmutter, David, and Alberto Villoldo. *Power Up Your Brain: The Neuroscience of Enlightenment*. New York: Hay House, 2011.

Preidt, Robert. "Bonding with Others May Be Crucial for Long-Term Health." U.S. News & World Report Health, January 8, 2016. health.usnews.com/health-news/articles/2016-01-08/bonding-with-others-may-be-crucial-for-long-term-health (accessed June 14, 2016).

Raji, C. A. et al. "Longitudinal Relationships between Caloric Expenditure and Gray Matter in the Cardiovascular Health Study." *J. Alzheimers Dis*. 52, no. 2 (March 2016): 719–29.

Richtel, Matt. "Digital Devices Deprive Brain of Needed Downtime." NYTimes.com. August 24, 2010. www.nytimes.com/2010/08/25/technology/25brain.html (accessed June 14, 2016).

Sandler, David. "Dumbbell Wide Row for Serious Back Muscle." Muscle & Fitness. www.muscleandfitness.com/workouts/backexercizes/dumbell-wide-row-serious-back-muscle (accessed July 19, 2016).

Srikanthan, P., and A. S. Karlamangla. "Muscle Mass Index as a Predictor of Longevity in Older Adults." *Am. J. Med*. 127, no. 6 (June 2014):

547–53.

University of California—Los Angeles Health Sciences. "Older Adults: Build Muscle and You'll Live Longer." ScienceDaily. www.sciencedaily.com/releases/2014/03/140314095102.htm (accessed June 15, 2016).

Weinstein, G. et al. "Serum Brain-Derived Neurotrophic Factor and the Risk for Dementia: The Framingham Heart Study." *JAMA Neurol.* 71, no. 1 (January 2014): 55–61.

Yang, Y. C. et al. "Social Relationships and Physiological Determinants of Longevity across the Human Life Span." *Proc. Natl. Acad. Sci.* 113, no. 3 (January 2016): 578–83.

## 第 7 章　第三步：制订相应的计划

Garaulet, M. et al. "Timing of Food Intake Predicts Weight Loss Effectiveness." *Int. J. Obes.* (Lond.) 37, no. 4 (April 2013): 604–11.

## 第 8 章　故障排除

Azad, M. B. et al. "Gut Microbiota of Healthy Canadian Infants: Profiles by Mode of Delivery and Infant Diet at 4 Months." *CMAJ.* 185, no. 5 (March 2013): 385–94.

Blustein, J., and Jianmeng Liu. "Time to Consider the Risks of Caesarean Delivery for Long-Term Child Health." *BMJ.* 350 (June 2015): h2410.

Couzin-Frankel, Jennifer. "How to Give a C-Section Baby the Potential Benefits of Vaginal Birth." ScienceMag.org. February 1, 2016. www.sciencemag.org/news/2016/02/how-give-c-section-baby-potential-benefits-vaginal-birth (accessed June 14, 2016).

Mueller, N. T. et al. "The Infant Microbiome Development: Mom Matters." *Trends Mol. Med.* 2014. dx.doi.org/10.1016/j.molmed.2014.12.002.

# 第三部分　开始吃

## 第 9 章　最后的提醒和有关零食的点子

Otto, M. C. et al. "Everything in Moderation—Dietary Diversity and Quality, Central Obesity and Risk of Diabetes." *PLoS One* 10, no.

10 (October 2015): e0141341.

University of Texas Health Science Center at Houston. "'Everything in Moderation' Diet Advice May Lead to Poor Metabolic Health in US Adults." ScienceDaily. www.sciencedaily.com/releases/2015/10/151030161347.htm (accessed June 15, 2016).

# 译后记

作为一个经常久坐，每天坐在电脑前敲打键盘十来个小时的笔杆子，我是个咖啡迷。没喝咖啡，简直就等于这一天未曾正式启动。所以，看到书里推荐的"防弹咖啡"，我立刻尝试了一下：早餐不吃东西，就喝一杯黑咖啡兑椰子油及黄油。味道么，有点油油的感觉。

整个上午，我一直在饿唠唠的状态下度过。头脑敏锐，警觉性很高，甚至可以说有点躁动，心里有一种不太踏实的感觉。一到中午的饭点，我就像只兔子一般冲向了食堂。我想，如果是以脑力劳动为主的人，偶一为之绝没问题。

间歇性断食，我也尝试过几次，尤其是前一天的晚餐吃得过多的时候。第二天我会喝些牛奶，吃些水果，不吃主食。夏天的周末，不需要做太多体力劳动的时候，完全没问题。但冬天很难做到，因为这种时候身体正在本能地存储脂肪，一感到饥饿就是那种头昏眼花式的饥肠辘辘。

因为多年锻炼，我也试过低碳水饮食方式，基本上每次尝试都无疾而终。带碳水的主食实在太多了，米、面、包子、馒头、面包、蛋糕，统统都是碳水，统统都包含麸质。至于各位读者是否需要戒断麸质、减少碳水的摄入，不妨按自己身体的适应状况量力而行。

本书介绍的其他生活原则，比如多吃蔬菜、少吃加工食品、睡觉要有规律、多锻炼、少玩手机，都是有道理的。我相信，要是读者能坚持这几条原则，也可以保持身体健康。

喜欢吃西式餐点的人，作者推荐的食谱也不错！

如果读者有些什么相关心得想要探讨，可在豆瓣本书页面上留言，或者搜索我的名字，到访译者的小站并留言。

参与本书翻译工作的有张志华、唐竞、向倩叶、罗浩、李佳、廖昕、唐芸、曾静等，谢谢大家。